DR. MED. EGOR EGOROV

# 10 ATEMZÜGE UND NIE WIEDER MÜDE

DAS TRAININGSPROGRAMM FÜR MEHR **ENERGIE**

# INHALT

## Auf zwei Wegen zu mehr Energie

# VORWORT

## »Holst du nur Luft oder atmest du schon Energie?«

Diese Frage soll kein billiger Werbeslogan sein, der Ihr Interesse für dieses Buch bestärkt. Es steckt auch keine Esoterik, kein teurer Trend von Anti-Aging-Gurus oder der neueste Biohacking-Hype dahinter. Hinter dieser Frage verbergen sich mindestens zwei Nobelpreise, unzählige wissenschaftliche Studien und ein medizinischer Erfahrungsschatz, der bis in die Antike zurückreicht.

Beim Atmen ist es wie beim Autofahren: Jeder ist davon überzeugt, dass er alles richtig macht. Genauso verhält es sich beim Thema Atmung. Jeder meint zu wissen, wie man richtig atmet. Wir tun es ja ständig und es funktioniert doch ganz von selbst. Auf die Idee, unsere Atmung verbessern zu können, kommen wir nicht. Wir zählen Schritte, Herzschläge und Kalorien, aber nicht unsere Atemzüge. Wir beobachten und optimieren unsere körperliche und geistige Leistung, unseren Schlaf und Stresspegel. An eine Optimierung unserer Atemweise denken wir jedoch nicht.

Vermutlich haben Sie sich noch nie Gedanken gemacht, ob Sie zu viel oder zu wenig, falsch oder richtig atmen. Ihr Hausarzt hat sich wahrscheinlich auch noch nie für Ihre Art zu atmen interessiert. Wir wollen zwar alle immer besser werden, aber einen wichtigen Faktor für eine Steigerung übersehen wir dabei. Bei der Atmung geben sich die meisten von uns mit einer Minimalversorgung zufrieden. Sie liefert alles, was wir zum Überleben brauchen – aber es ist noch mehr möglich. Nicht nur was den Energielevel betrifft, sondern auch der Schutz vor Krankheiten gehört dazu.

## »Zeig mir, wie du atmest, und ich sage dir, wie fit du bist.«

Den eigenen Energielevel anhand der Atmung abzulesen, ist kein Hokuspokus oder Kaffeesatzleserei. Hierfür gibt es einen medizinischen Test, den Sie gerne gleich im ersten Kapitel machen können. Das Ergebnis wird Ihnen viel über Ihre Atmung, aber auch über Ihre Gesundheit im Allgemeinen verraten und Sie motivieren, sich mehr mit Ihrer Atmung zu beschäftigen.

Dieser Bedarf besteht leider bei vielen Menschen. Ohne es zu bemerken, haben sich schlechte Atemgewohnheiten in ihr Leben geschlichen. Durch die Nase wird immer weniger und stattdessen viel bis ständig durch den Mund geatmet. Die Häufigkeit der Atemzüge im Ruhezustand hat sich in den letzten 50 Jahren verdoppelt und die Atemweise ist flacher geworden. Diese Veränderungen, die weder wehtun noch uns im Alltag behindern, könnte man einfach ignorieren – wenn die langfristigen Folgen nicht wären. Denn auf eine zunehmende Müdigkeit können Krankheiten folgen, wenn nichts unternommen wird.

Wie der Titel dieses Buches bereits verrät, reichen für erste Veränderungen 10 Atemzüge. Wenn Sie möchten, können Sie gleich beginnen, Ihren Energielevel anzuheben.

Mit folgender Übung geht es ganz einfach und schnell: Atmen Sie 2-mal ganz entspannt und ruhig durch die Nase ein und aus, dann halten Sie sich nach dem letzten Ausatmen die Nase so lange zu, bis Sie den Wunsch zum Luftholen verspüren. Versuchen Sie dann noch, etwas länger durchzuhalten, bevor Sie wieder einatmen. Atmen Sie 2 Atemzüge normal und halten dann wieder die Luft an. Nach fünf Wiederholungen haben Sie Ihrem Körper den Anreiz gegeben, die Energieproduktion zu verbessern. Aus Studien weiß man, dass der Körper, ähnlich wie bei einem Höhentraining, auf diesen kurzen Sauerstoffmangel reagiert.

## »Weniger Sauerstoff führt zu mehr Energie, zu mehr Fitness und mehr Konzentration.«

Weniger Sauerstoff soll Vorteile haben? Das erscheint zunächst unlogisch. Jedoch ist das geflügelte Wort »Weniger ist mehr« in diesem Fall keine unsinnige Aussage, kein Widerspruch und schon gar kein leeres Versprechen. Es passt zum Prinzip der Widerstandskraft. Was nicht tötet, macht härter, oder frei nach Paracelsus: »Die Dosis macht das Gift.« Für den Körper ist das etwas ganz Natürliches. Nicht der Überfluss lässt ihn stärker werden, sondern der Mangel. Er braucht die Auseinandersetzung mit verschiedenen Reizen und Störfaktoren. Sie veranlassen ihn, sich vor akuten wie auch vor zukünftigen Angriffen besser zu schützen. Nur mit diesen Schutz- und Aufbauprozessen kann der Körper vital bleiben und Krankheiten trotzen.

Wenn Sie innerhalb von 10 Atemzügen 5-mal die Luft anhalten, setzen Sie Ihren Körper vorübergehend einem leichten Sauerstoffmangel aus. Er reagiert sofort mit Anpassungsmaßnahmen, um die Versorgung sicherzustellen. Wie bei einem Höhentraining mit dünner Luft lösen die freigesetzten Blutkörperchen aus der Milz den ersten Energiekick aus. Die Anzahl der roten Blutkörperchen im Blut erhöht sich und der Körper beginnt, Sauerstoff besser aufzunehmen und zu verarbeiten. Alle Organe profitieren davon. Parallel zu diesen Akutmaßnahmen startet das Aufbau-, Reparatur- und Schutzprogramm.

Spitzensportler absolvieren vor Wettkämpfen ein Höhentraining, um ihre Leistung zu steigern. Die Vorteile der Bergluft lassen sich auch nach Hause holen. Ohne großen Aufwand und Kosten kann mit Atemanhalteübungen die gleiche Wirkung erreicht werden.

Eine andere Möglichkeit ist ein Hypoxietraining, wie Mediziner die Anwendung von sauerstoffreduzierter Atemluft nennen – eine vollkommen sichere, gut erforschte Behandlungsmethode.

## »Wer dranbleibt, kann nachhaltig Energie atmen.«

Bei dieser Aussage gibt es keinen Interpretationsspielraum. Es ist eine Durchhalteparole für alle, die ständig mehr Energie haben wollen.
Mit 10 Atemzügen und entsprechenden Wiederholungen können Sie viel Gutes in Ihrem Körper auslösen. Vielleicht wollen Sie nach dieser Lektüre auch lernen, wie Sie immer richtig atmen.
Mit den freien Übungen im Praxisteil dieses Buches können Sie Ihren Energielevel innerhalb von 2 bis 3 Wochen anheben. Etwas schneller sind Erfolge, vor allem bei manchen gesundheitlichen Problemen, mit einem Hypoxietraining möglich. Egal, ob Sie sich für nur eine oder für beide Trainingsformen entscheiden: Wenn Sie dranbleiben, wird sich Ihre Atmung langfristig so verändern, dass Sie mit jedem Atemzug mehr Energie bekommen.

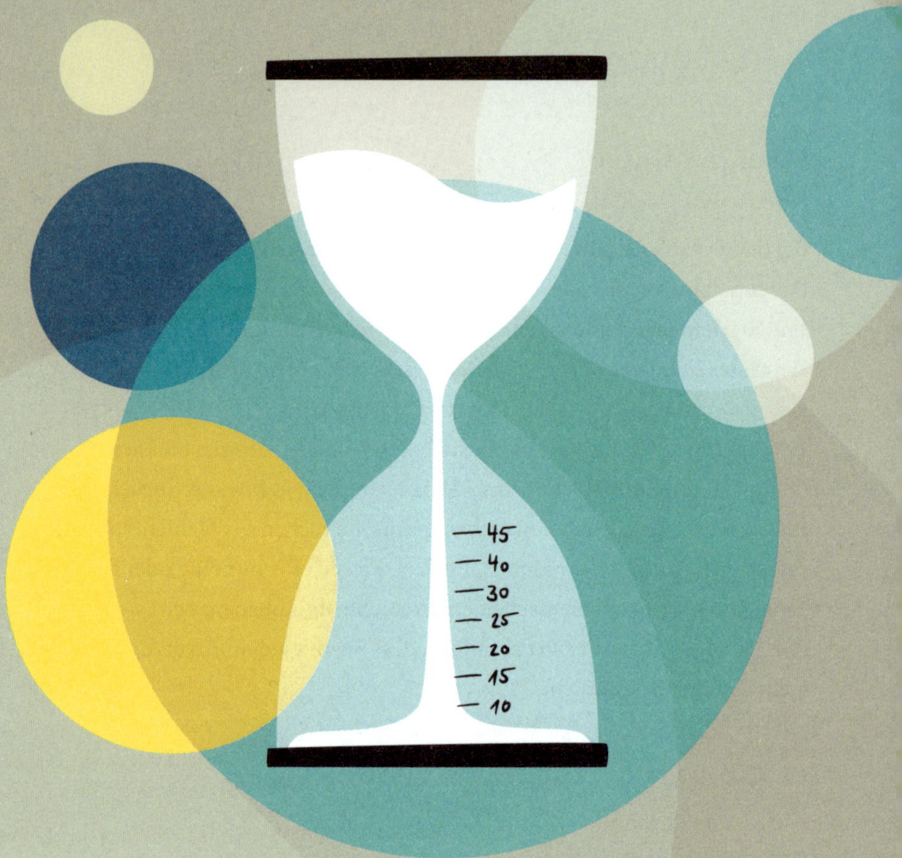


# 1 Den eigenen Energielevel messen

*Wie viel Energie steckt in Ihnen? Wenn Sie es innerhalb von ein paar Minuten wissen wollen, dann machen Sie einen Atemanhaltetest.*

Selbst einzuschätzen, wie gut der eigene Körper mit seinen Energiereserven haushalten kann, ist nicht einfach. Ein Atemanhaltetest zeigt einfach und schnell, ob der Körper in Topform ist oder in einem Zustand, der sich noch optimieren lässt.

Es gibt verschiedene Atemanhaltetests, wie zum Beispiel die Kontrollpause, den Stange- oder BOLT-Test. Sie unterscheiden sich teilweise nur durch Details. Bei dem im Folgenden beschriebenen Atemanhaltetest geht es nicht darum, wie lange man die Luft anhalten kann, sondern nur um die Zeitspanne, bis der erste Atemimpuls einsetzt, also die ersten unwillkürlichen Bewegungen Ihrer Atemmuskulatur. Die Aussagekraft ist dann deutlich höher, weil der Atemanhaltetest Menschen mit einer hohen Willenskraft nicht in Versuchung führt, möglichst lange durchzuhalten.

Während der Atem angehalten wird, nimmt die Sauerstoffkonzentration im Körper ab und der Kohlendioxidgehalt zu. Es tritt ein ähnlicher Zustand wie bei einer körperlichen Belastung ein. Je nachdem, wie gut der Körper mit der Situation umgehen kann, fällt die Zeitspanne bis zu einem Atemimpuls länger oder kürzer aus. An dieser Zeitspanne lässt sich ablesen, wie hoch Ihr verfügbares Energiepotenzial ist. Je länger sie andauert, umso gesünder und fitter ist der Körper. Bei den meisten Menschen liegt die Zeitspanne, bis der natürliche Atemimpuls einsetzt, bei etwa 20 Sekunden. Ein Ergebnis, mit dem man sich nicht zufriedengeben sollte. Es zu verbessern, lohnt sich auf jeden Fall. 40–60 Sekunden sind sehr gute Werte und das Ziel für weniger Müdigkeit und mehr Energie. Typisch für diesen Fall ist auch eine gesteigerte Schlafqualität. Man muss nicht mehr so lange schlafen, um am Morgen ausgeruht und erholt aufzuwachen. Aber eins nach dem anderen. Um mit dem Atemanhaltetest einen genauen Messwert zu erhalten, lesen Sie bitte zuerst die Anleitung sorgfältig durch und halten Sie eine Stoppuhr parat.

## DER ATEMANHALTETEST

1. Für den Atemanhaltetest setzten Sie sich entspannt auf einen Stuhl. Beide Füße haben Bodenkontakt. Die Arme liegen locker auf den Oberschenkeln oder auf den Stuhllehnen. Der Blick ist mit offenen oder geschlossenen Augen leicht nach oben gerichtet.
2. Bevor Sie mit dem Atemanhaltetest beginnen, atmen Sie ruhig ein paar Minuten durch die Nase. Versuchen Sie, einen Atemrhythmus zu finden, der sich angenehm und leicht anfühlt. Wichtig ist, dass Sie nicht verkrampfen und die Luft ganz natürlich und ohne Anstrengung durch die Nase ein- und ausströmt.
3. Atmen Sie ganz normal tief aus und halten sich dann die Nase mit den Fingern zu. Ab jetzt wird die Zeit gemessen, bis die ersten Anzeichen für einen Atemimpuls einsetzen. Er kündigt sich mit einem Zucken der Bauchdecke an, weil sich die Atemmuskulatur zusammenzieht. Manchmal besteht auch das Bedürfnis zu schlucken. Ihr Körper signalisiert Ihnen, dass Sie wieder einatmen sollten. Jetzt die Zeit stoppen, die Nase wieder öffnen und normal einatmen.
4. Lassen Sie Ihren Atem wieder ganz normal fließen.

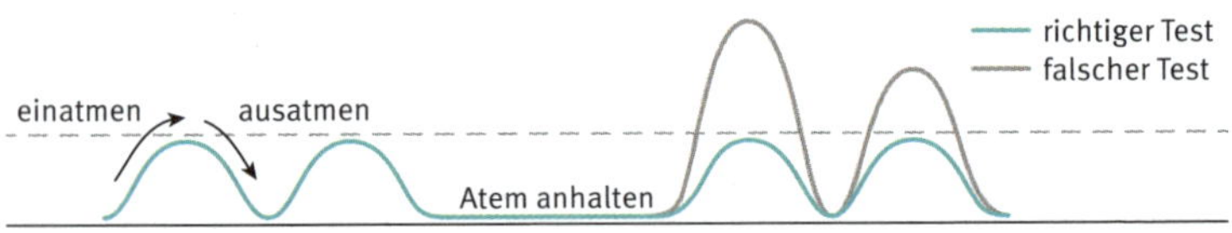


**TIPP:** Das Ziel des Tests ist es nicht zu messen, wie lange Sie den Atem anhalten können, sondern wie lange Ihr Körper braucht, um auf den Luftmangel zu reagieren. Der Test wurde korrekt ausgeführt, wenn Sie im Anschluss ganz normal weiteratmen können. Dann haben Sie den Zeitpunkt für den natürlichen Atemantrieb richtig abgepasst. Außerdem sollten Sie den Test nicht direkt nach dem Essen durchführen.

# SEKUNDENWEISE BESSER WERDEN

Das Ziel sind Testergebnisse von 40 bis 60 Sekunden. Mit den passenden Maßnahmen kann jeder diese Werte erreichen. Das Alter sowie der Gesundheits- und Fitnesszustand haben darauf eher einen geringen Einfluss. Es gibt alte Menschen mit hohen Werten und Sportler mit sehr niedrigen. Interessant sind die Testergebnisse, weil sie sich als Maßstab für Ihr ganz individuelles Energie- und Atemtraining nutzen lassen. Sie liefern konkrete Anhaltspunkte, was für eine Erhöhung getan werden kann. Deshalb richten sich die Übungen im Praxisteil dieses Buches auch nach den Werten des Atemanhaltetests.
Bei vielen Menschen verbessern sich Werte schon, wenn sie nur an ihrer Atemtechnik arbeiten. Mit zusätzlichen Übungen (siehe Praxisteil ab Seite 128) lassen sich die Werte jedoch noch höher und effektiver steigern. Ein Einsatz, der sich lohnt und schnell Erfolg zeigt. Bereits nach etwa 2–3 Wochen regelmäßigem Atemtraining kommt es zu einer dauerhaften Erhöhung des Atemanhaltewerts von etwa 3–4 Sekunden. Ab einer Verlängerung von 5 Sekunden werden Sie im Alltag spürbar mehr Energie zur Verfügung haben. Bei einer Steigerung um 10 Sekunden verändert sich meistens das Essverhalten. Der Appetit auf frische, gesunde Lebensmittel steigt. Das Verlangen nach Süßem und Fettigem sinkt, was sich auch auf der Waage bemerkbar machen kann. Für übergewichtige Menschen mit einem Atemanhaltewert unter 10 Sekunden wird erst nach einer Steigerung auf 15 Sekunden dauerhaftes Abnehmen überhaupt möglich. Sobald die Luft 20 Sekunden und länger angehalten werden kann, steigt außerdem die Lust auf mehr Bewegung. Der Körper ist belastbarer. Körperliche Aktivität wird als viel weniger anstrengend empfunden. Bei einem Anstieg auf 40–60 Sekunden ist der Körper in Topform. Viele Menschen, die diese Werte erreicht haben, berichten, dass sich ihr Leben komplett verändert hat.

Wie schnell Spitzenwerte von 40 bis 60 Sekunden erreicht werden können, hängt vom persönlichen Einsatz und den Ausgangswerten ab. Von sehr niedrigen Werten bis zu Werten über 40 Sekunden Atemanhaltedauer ist es ein längerer Weg als von Werten, die schon zu Beginn über 20 liegen. Innerhalb von 6 bis 8 Wochen ist eine Steigerung von 10 bis 15 Sekunden nur mit den Übungen ohne Geräte im Praxisteil dieses Buches möglich. Nach einer anfänglich schnellen Steigerung kann es allerdings mühselig werden. 8–10 Wochen ohne größere Veränderung der Werte können auf dem Weg Richtung 40 Sekunden durchaus vorkommen. In manchen Fällen dauert es 6 Monate, bis beim Atemanhaltetest dauerhaft eine Zeitspanne von 40 Sekunden erreicht wird. Übergewicht, hohes Alter sowie die Menge eingenommener Medikamente beeinflussen den Fortschritt.

Eine Erhöhung Ihres Energielevels erreichen Sie schneller, wenn verschiedene Maßnahmen sinnvoll kombiniert werden. Parallel zu allen Atemübungen im Praxisteil (ab Seite 128) kann beispielsweise ein simuliertes Höhentraining, ein sogenanntes Hypoxietraining, gemacht werden. Hierdurch bekommt der Körper einen zusätzlichen Energieschub, der sich in schneller ansteigenden Testwerten zeigt. Eine solche Kombination ist gerade auch für Menschen mit sehr niedrigen Atemanhaltewerten interessant, weil ihre Werte ganz sanft durch das Hypoxietraining angehoben werden können. Auch für gesunde und sportliche Menschen, die ihre Leistungsfähigkeit weiter ausbauen möchten, ist ein Hypoxietraining eine lohnendende Option. Um Spitzenwerte von 60 Sekunden zu erreichen, müssen sogar mehrere Maßnahmen kombiniert werden, nur mit Atemübungen allein lassen sie sich nur schwerlich erreichen.

Info

## WAS VERRÄT DAS ATEMMUSTER?

Einatmen, ausatmen, Pause – vor allem in Ruhe und in einem entspannten Zustand kann zwischen den Atemzügen jeweils eine kleine Atempause beobachtet werden. Sie geschieht von ganz alleine, wenn der Atem ganz natürlich fließen kann, wenn ohne Anstrengung und Zutun ein- und ausgeatmet wird. Ein erwachsener Mensch atmet in Ruhe durchschnittlich etwa 12- bis 15-mal pro Minute ein und aus. Steigt die Atemfrequenz beispielsweise bei körperlicher Anstrengung an, geht die kurze Pause verloren und der Atemrhythmus hat statt drei Phasen nur noch zwei.

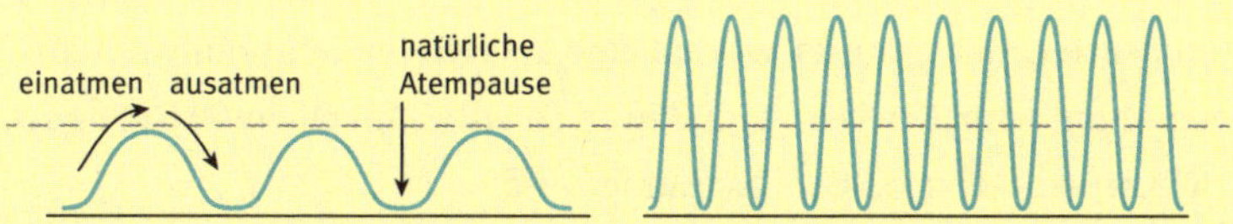


*Eine normale Atmung hat eine natürliche Pause. Bei körperlicher Anstrengung vertieft sich die Atmung und die Atempausen fallen weg.*

Bei einer normalen Atmung wird im körperlichen Ruhezustand etwa 2–3 Sekunden ein- und 3–4 Sekunden ausgeatmet, danach tritt eine Atempause von bis zu 4 Sekunden ein. Obwohl die Atempause von den wenigsten Menschen bewusst wahrgenommen wird, ist sie der wichtigste Teil der Atmung. Ihre Dauer bestimmt die Atemfrequenz. Während der Atempause ist das dynamische Gleichgewicht von Sauerstoff und Kohlendioxid optimal. Die Energieversorgung von Geweben, Muskeln und Organen funktioniert perfekt. Sobald der Kohlendioxidgehalt ansteigt, setzt der Atemimpuls ein.

## DIE TESTAUSWERTUNG

Die Ergebnisse des Atemanhaltetests lassen nicht nur auf die sportliche Leistungsfähigkeit Rückschlüsse zu, sondern bieten auch eine gute Einschätzung für den Gesundheitszustand, die Schlafqualität sowie den Umgang mit Stress und die Fähigkeit zur Entspannung.

### Level 1 Unter 10 Sekunden

**Atemmuster:** Die Atmung ist sichtbar, laut, schwerfällig und unruhig. Zwischen den einzelnen Atemzügen fehlt die natürliche Pause. Die Atemfrequenz ist deutlich erhöht – etwa zwischen 15 und 30 Atemzügen pro Minute im Ruhezustand. Es wird vermehrt nur in den oberen Brustbereich geatmet, was auf eine überwiegende Atmung durch den Mund schließen lässt. Das führt dazu, dass mit einem Atemzug zu viel Luft ein- oder wieder ausgeatmet wird.

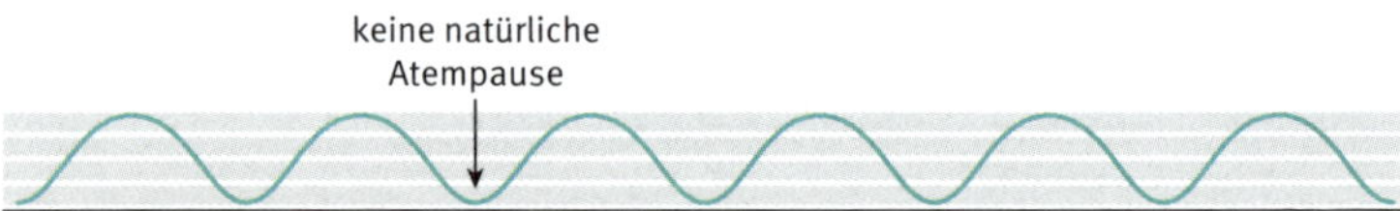


**Gesundheitszustand:** Eine beschleunigte Atmung bedeutet Stress für den Körper. Menschen mit diesem Wert haben fast keine Energiereserven mehr, sie sind nicht sehr belastbar. Ihre Fähigkeit zur Entspannung ist deutlich eingeschränkt. Nachts können sie sich nicht erholen, weil sie schlecht schlafen. Sie wachen morgens müde auf und starten bereits mit Energiedefiziten in den Tag. Der Alltag wird häufig als sehr fordernd empfunden. Sie fühlen sich schnell gestresst und geraten auch körperlich schnell außer Atem. Meist sind nur langsames Gehen und Treppensteigen mit häufigen Pausen möglich. Starke Raucher haben häufig Werte unter 10 Sekunden.

Blutdruck und Ruhepuls (über 80 Schläge pro Minute) sind sehr oft erhöht. Häufige Erkältungen, Übergewicht, Mundgeruch und Probleme mit den Zähnen sind Begleiterscheinungen. Nicht selten finden sich bei Werten unter 10 Sekunden Atemanhaltedauer chronische Krankheiten wie zum Beispiel Asthma, COPD, Diabetes, Herzkrankheiten, Schlafapnoe und Depressionen.

**Training:** Entspannungsübungen, sanfte Zwerchfellstärkung, Verbesserung der Atemtechnik wie zum Beispiel mit der Wahrnehmung der eigenen Atmung und der Umstellung auf Nasenatmung, Hypoxietraining mit langen Entspannungsphasen beim Arzt.

## Level 2 10 bis 25 Sekunden

**Atemmuster:** Die Atmung ist meist noch hörbar, manchmal schwer. Zwischen den einzelnen Atemzügen findet eine kurze Atempause von 1–2 Sekunden statt. Die Atemfrequenz ist erhöht – etwa zwischen 15 und 20 Atemzügen pro Minute im Ruhezustand. Ähnlich wie bei den Werten unter 10 Sekunden wird vermehrt in den oberen Brustbereich und weniger in den Bauchraum geatmet, was auf eine überwiegende Atmung durch den Mund schließen lässt. Mit jedem Atemzug wird zu viel Luft ein- oder wieder ausgeatmet, tendenziell aber etwas weniger als bei den Werten unter 10 Sekunden.

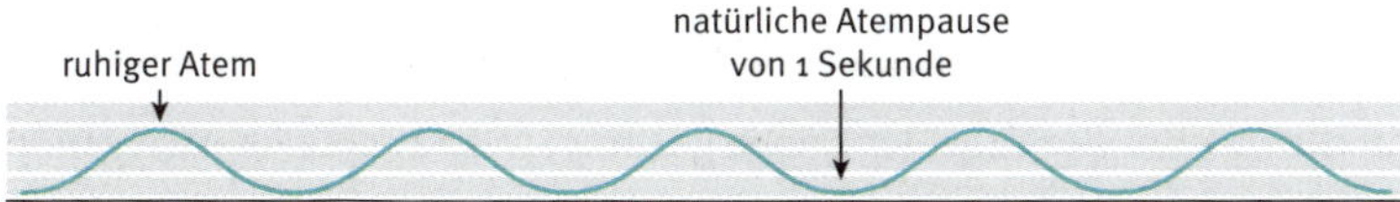


**Gesundheitszustand:** Die erhöhte Atemfrequenz belastet den Körper. Menschen mit diesen Werten verfügen über begrenzte Energiereserven. Sie sind belastungsfähig, müssen aber immer ihre Grenzen im Auge behalten. Sie stehen auf der Schwelle zwischen gesund oder krank.

Die Beschwerden reichen von leichten Beschwerden bis zu ersten Symptomen. Je nachdem, wie sie ihr Leben organisieren, können sie ihren Gesundheitszustand ohne Arzt im Griff behalten. Von alleine, ohne aktives Gegensteuern, tritt bei dieser Gruppe keine Verbesserung mehr ein. Sie ist nur noch mit den passenden Maßnahmen, wie zum Beispiel mit Atem- oder Hypoxietraining, möglich.
Blutdruck und Ruhepuls (65–85 Schläge pro Minute) sind häufig erhöht. Erhöhtes Gewicht, Bluthochdruck, eine geringere Leistungs- und Entspannungsfähigkeit sind die Begleiterscheinungen. Der allgemeine Gesundheitszustand ist noch recht stabil. Chronische Krankheiten wie Asthma, Prädiabetes oder Schlafapnoe können allerdings bereits vorliegen.
**Training:** leichter Sport ab einem Wert über 15 Sekunden Atemanhaltedauer, aktive Zwerchfellstärkung, Verbesserung der Atemtechnik wie zum Beispiel durch konsequente Nasenatmung Tag und Nacht, Hypoxietraining mit gleich langen Belastungs- und Entspannungsphasen.

## Level 3 25 bis 40 Sekunden

**Atemmuster:** Die Atemweise ist leise und leicht. Zwischen den einzelnen Atemzügen findet eine kurze Atempause von 2–3 Sekunden statt. Die Atmung nähert sich mit steigender Atemanhaltedauer sowohl der natürlichen Atemfrequenz als auch der Atemtiefe. Sie liegt zwischen 8 bis 12 Atemzüge pro Minute im Ruhezustand. Es wird vermehrt bis in die unteren Bereiche der Lunge geatmet, was für eine überwiegende Nasenatmung spricht – vor allem wenn die Werte mehr zu 40 Sekunden Atemhaltedauer tendieren.

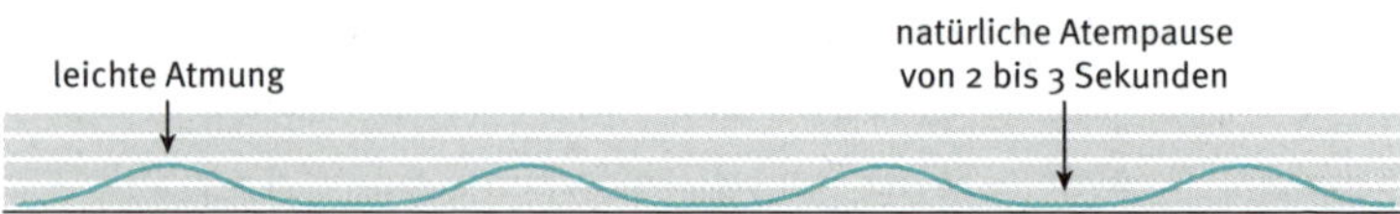

**Gesundheitszustand:** Viele jüngere Menschen haben diese Werte, aber auch ältere Menschen mit einem gesunden Lebensstil. Berufstätige zeichnen sich durch eine gute Work-Life-Balance aus. Bei ihnen stimmt das Gleichgewicht zwischen Anstrengung und Entspannung. Sie sind gesund, vital und oft auch sportlich. Der ausgeglichene Energiehaushalt in diesem Level bietet die besten Voraussetzungen, diesen Zustand noch lange zu erhalten, außerdem lässt er sich schneller noch weiter verbessern als in den vorherigen Leveln. Sportler können durch eine Erhöhung ihrer Werte ihre Leistung deutlich steigern.
Der Ruhepuls liegt unter 65, manchmal sogar zwischen 50 und 55 Schlägen pro Minute. Der Körper hat ein gutes Energiemanagement. Er kann belastet werden und erholt sich schnell wieder. Genauso sieht es bei Krankheiten aus, die der Körper meist gut bewältigen kann. Leichtes Übergewicht kann schnell abgebaut werden.
**Training:** durchgängige Nasenatmung bei körperlicher Belastung, Ausdauersport mit reduzierter Atmung oder unter milden Hypoxiebedingungen, Hypoxietraining mit längeren Belastungs- und kürzeren Entspannungsphasen oder kombiniert mit Kraft- oder Ausdauertraining.

## Level 4 Über 40 Sekunden

**Atemmuster:** Die Atmung ist mühelos und kaum sicht- oder hörbar. Zwischen den einzelnen Atemzügen findet eine Atempause von über 4 Sekunden statt. Die Atmung ist ruhig und natürlich, mit optimaler Frequenz und Atemtiefe. Die Atemfrequenz liegt zwischen 6 und 10 Atemzügen pro Minute im Ruhezustand. Es wird überwiegend bis in die unteren Lungenbereiche geatmet.

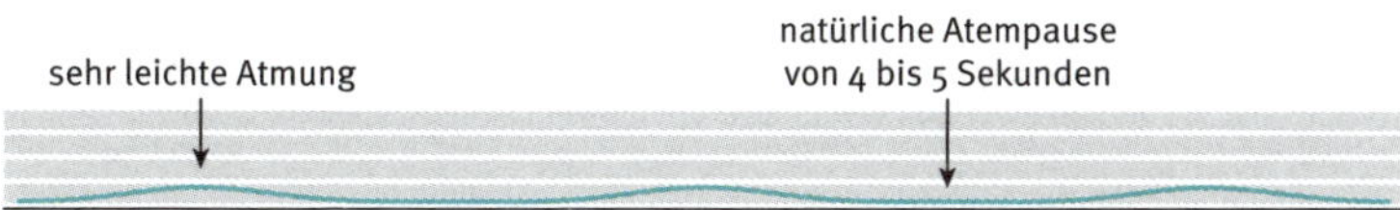

**Gesundheitszustand:** Der Körper ist in Topform. Menschen, die auf ihre Gesundheit und Fitness achten, haben diese Werte. Sie können zwischen Anstrengung und Entspannung mühelos hin- und herwechseln. Diese Werte sind die Grundlage für einen hohen Energielevel. Sie stehen für eine hohe körperliche und geistige Leistungsfähigkeit und sind der beste Schutz vor chronischen Krankheiten. Der Körper hat eine so hohe Regenerationsfähigkeit, dass ihm weniger als 5 Stunden Schlaf pro Nacht zur Erholung reichen. Es gibt in allen Altersgruppen Menschen mit so hohen Werten. Sportler mit diesen Werten können herausragende Leistungen bringen.
**Training:** intensiver Ausdauersport mit reduzierter Atmung und Atempausen, Hypoxietraining mit deutlich längeren Belastungs- und kürzeren Entspannungsphasen, Hypoxietraining in Kombination mit Muskelaufbauübungen oder während einer Ausdauereinheit wie zum Beispiel auf einem Fahrradergometer.
**Hinweis:** Sie haben sehr gute Testwerte und fühlen sich trotzdem häufig müde und energiearm? Wenn Sie den Atemanhaltetest richtig ausgeführt haben, dann könnte es sein, dass Ihre Atmung nachts hin und wieder für ein paar Sekunden behindert wird. Ihre Werte sind deshalb so gut, weil es Ihr Körper gewöhnt ist, vorübergehend mit weniger Sauerstoff auszukommen. Mehr Gewissheit liefert eine Messung der Herzratenvariabilität (HRV, siehe Kasten Seite 21). Während die Werte des Tests unauffällig erscheinen, können die HRV-Werte sehr viel niedriger als bei gesunden Menschen ausfallen. Wenn Sie außerdem unter Bluthochdruck, Diabetes und Übergewicht leiden, sollten Sie unbedingt einen Arzt aufsuchen und den Verdacht auf eine Schlafapnoe abklären lassen.

# Info

## ERFOLGSKONTROLLE

- Ob Sie Fortschritte machen und sich Ihr Energielevel erhöht, können Sie mit dem Atemanhaltetest überprüfen. Der beste Zeitpunkt für regelmäßige Messungen ist gleich nach dem Aufwachen.
- Optimal ist, wenn Ihre Atemanhaltewerte nach dem Aufwachen und tagsüber in etwa gleich lang sind. Oft sind die Werte am Morgen etwas schlechter als der während des Tages ermittelte Bezugswert. Eine Verkürzung von weniger als 3 Sekunden kann noch als normal bewertet werden. Leider ist die Atemanhaltedauer bei vielen Menschen morgens um mehr als die Hälfte reduziert.
- Ein Wert von unter 20 Sekunden am Morgen zeigt, dass die Schlafqualität noch nicht optimal ist. Es wird zu viel durch den Mund geatmet und geschnarcht. Schon eine halbe Stunde Schnarchen kann das Ergebnis beeinflussen. Je mehr die Atemanhaltedauer vom Morgen mit der während des Tages übereinstimmt, umso weniger wird geschnarcht.
- Am Anfang ist es sinnvoll, den Atemanhaltetest zusätzlich vor und nach den Übungen im Praxisteil zu machen. Nach einer Trainingsdauer von 15–20 Minuten verlängert sich die Atempause um 3–7 Sekunden, wenn alles richtig gemacht wurde. Niedrigere Werte nach dem Training sind ein Zeichen dafür, dass die Intensität zu hoch war.

TIPP: Der beste Zeitpunkt für die zweite Messung ist etwa 1 Stunde nach dem Training.

Info

## WEITERE SELBSTTESTS

*Die folgenden Tests können Ihnen weitere Einblicke in das Erholungsvermögen Ihres Körpers bieten.*

- **RUHEPULS:** Durchschnittlich liegt der Ruhepuls (oft auch als »Normalpuls« bezeichnet) bei gesunden Erwachsenen bei 60–80 Schlägen pro Minute. Gut trainierte Sportler erreichen Werte von unter 40 Schlägen pro Minute. Eine tägliche Messung gibt Aufschluss über den aktuellen Zustand des Körpers. Anhand der Veränderungen lassen sich zum Beispiel der Trainingszustand und Krankheiten erkennen. Nach einer wenig erholsamen Nacht können es beispielsweise 5 Schläge mehr pro Minute sein. Bei nahenden Erkältungen erhöht sich der Ruhepuls um 10–15 Schläge. Wurde zu viel und zu intensiv trainiert, sind es 7–10 Schläge mehr am Morgen. **TIPP:** Den Ruhepuls direkt nach dem Aufwachen messen und den Wert mit dem Durchschnittswert der letzten 7 Tage vergleichen. Schwankungen von 2 bis 3 Schlägen pro Minute um den Mittelwert sind normal.
- **ERHOLUNGSPULS:** Je schneller der Puls nach einer Belastung sinkt, umso schneller kann sich das Herz erholen. Bei Untrainierten verlangsamt sich der Herzschlag um 30–40 Schläge nach 3 Minuten (je nach vorausgegangener Belastung). Bei Sportlern können es 50–60 Schläge pro Minute sein. Mit regelmäßigen Messungen lässt sich der Trainingsfortschritt verfolgen. Die Schnelligkeit, in der der Puls wieder Normalwerte erreicht, zeigt, wie trainiert Herz und Kreislaufsystem sind. **TIPP:** Der Puls wird vor und sofort nach einer körperlichen Belastung, wie zum Beispiel nach 10 bis 20 Kniebeugen, gemessen und die Werte festgehalten. Dann wird geschaut, wie lange es dauert, bis der Ausgangswert wieder erreicht wird.

- **HRV-MESSUNG:** Bei der Herzratenvariabilität (HRV) geht es um die innere Erholungsfähigkeit, die über den Herzschlag gemessen wird. An der Art, wie variabel das Herz im Ruhezustand schlägt, sind Rückschlüsse auf den Energiehaushalt des Körpers möglich. Eine gute Herzratenvariabilität bedeutet, dass das Herz bei Belastung schnell und gleichmäßig und in Ruhe langsamer und veränderlich (variabel) schlägt. **TIPP:** Für die Messung der Herzratenvariabilität gibt es verschiedene, teilweise kostenlose Apps. Interessant und aussagekräftiger ist jedoch die Beobachtung der Werte über mehrere Tage hinweg. Es ist sinnvoll, die Herzratenvariabilität immer zum gleichen Zeitpunkt und unter gleichen Bedingungen wie zum Beispiel morgens nach dem Aufwachen zu messen.
- **TEMPERATUR:** Die Körpertemperatur liegt normalerweise bei etwa 37 °C. Da sie von verschiedenen Einflüssen abhängt, verändert sie sich im Laufe eines Tages: Am Morgen werden durchschnittlich 36 °C unter der Achsel gemessen (im Mund 36,2 °C). Während des Tages steigt die Temperatur auf etwa 37,2 °C unter der Achsel beziehungsweise auf 37,4 °C im Mund. Bei einem intakten Immunsystem verändert sich die Körpertemperatur im Laufe eines Tages. Tut sie es nicht, ist die körperliche Abwehr eingeschränkt. Liegt die Körpertemperatur gleich beim Aufwachen unter den normalen Werten, könnte es ein Hinweis auf eine Schilddrüsenunterfunktion sein. Sie versetzt den Körper in eine Art Sparmodus. Ständige Müdigkeit und eine stetige Gewichtszunahme sind die Folge. Eine letzte Gewissheit liefert hier eine Blutuntersuchung. **TIPP:** Bei der Messung der Körpertemperatur geht es nicht um akute Veränderungen, wie zum Beispiel einen Anstieg bei einer Erkältung, nach einem opulenten Mahl oder einer sportlichen Aktivität. Deshalb wird die Temperatur an mehreren Tagen morgens und abends gemessen. Für eine Bewertung sollten die Werte einer gesamten Woche herangezogen werden.

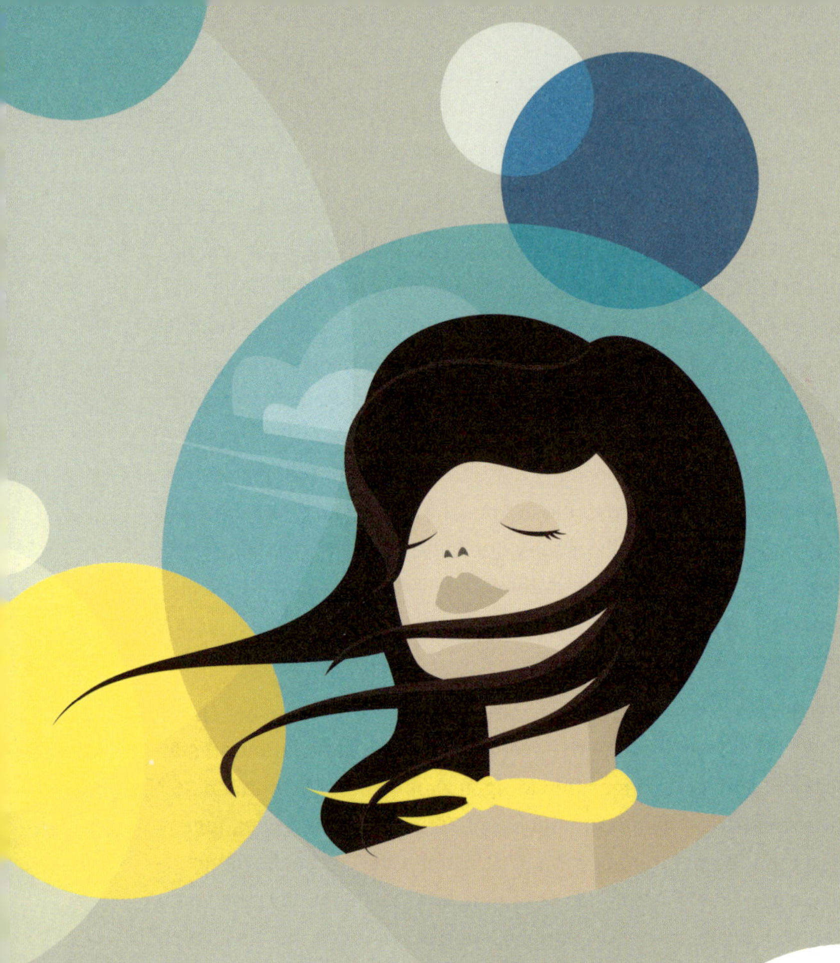

2

# Besser durch die Nase atmen

*Es ist nicht egal, ob man durch die Nase oder durch den Mund atmet: Wer mehr Energie haben und nicht mehr ständig müde sein möchte, sollte immer durch die Nase atmen!*

Der erste Schritt für einen erholsamen Schlaf und mehr Energie im Alltag ist eine konsequente Nasenatmung – und zwar immer, am Tag und in der Nacht. Das liest sich einfach, ist in der Praxis allerdings gar nicht so leicht umzusetzen. Denn wir atmen, ohne darüber nachzudenken. Die meisten Menschen haben schlichtweg verlernt, nur durch die Nase zu atmen. Als Baby machen wir noch alles richtig. Neugeborene atmen durch die Nase bis in den Bauchraum, in einem sanften, gleichmäßigen Rhythmus. Sie können noch nichts falsch machen, denn erst ab dem 3. Monat sind Säuglinge überhaupt in der Lage, auch durch den Mund zu atmen.

Sollten Sie sich jetzt ertappt fühlen, weil Sie eher durch den Mund als durch die Nase atmen, dann brauchen Sie kein schlechtes Gewissen zu haben, Sie befinden sich in guter Gesellschaft. Wenn Sie das nächste Mal den Fernseher einschalten, achten Sie darauf, wie viele Prominente durch den Mund atmen. Sie werden staunen, wie oft die Stars und Sternchen mit offenem Mund dastehen. Schätzungsweise etwa 40 Prozent der Erwachsenen atmen hauptsächlich durch den Mund. Viele Menschen wissen überhaupt nicht, dass sie »falsch« atmen. Sollten Sie den Atemanhaltetest im ersten Kapitel gemacht und einen Wert unter 20 Sekunden erreicht haben, dann gehören Sie wahrscheinlich zu der Gruppe, die durch den Mund atmet. Auch häufiges Seufzen ist oft ein Zeichen für die falsche Atemtechnik. Zungenbeläge, Mundtrockenheit, Schnarchen, Schlafapnoe, häufig verstopfte Nebenhöhlen und vergrößerte Mandeln sind weitere Merkmale dafür, dass nicht »richtig« geatmet wird.

Auch äußerlich gibt es eindeutige Anzeichen für eine bevorzugte Atmung durch den Mund. Der geschulte Blick erkennt es am hohen, schmalen Gaumen und an den oft etwas schiefen Zähnen. Das Zungenbändchen ist verkürzt, weil die Zunge die meiste Zeit schlaff im Unterkiefer liegt, um den Rachen für den Luftstrom frei zu halten. Nicht nur die Zunge verliert an Spannkraft, auch das Zäpfchen. Es

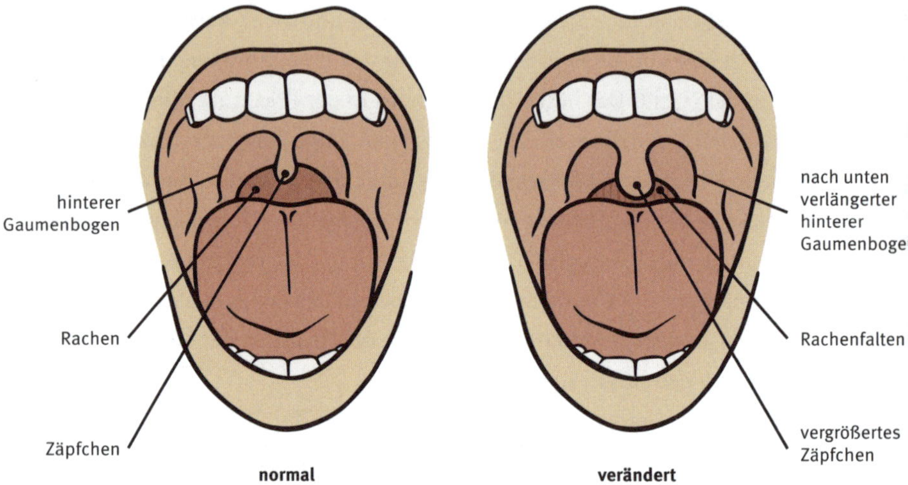


*An der Höhe des Gaumenzäpfchens lässt sich in etwa abschätzen, wie sehr sich die Luftwege durch die Mundatmung verändert haben.*

sackt in den Rachen ab und ist im schlimmsten Fall bei geöffnetem Mund nicht mehr in voller Länge oder gar nicht mehr zu sehen. An der Höhe des Gaumenzäpfchens lässt sich in etwa abschätzen, wie verengt die Luftwege bereits sind.

## NUR AUSNAHMSWEISE DURCH DEN MUND ATMEN

Beim Atmen durch den Mund wird hauptsächlich die Brustatmung aktiviert. Mit einem Atemzug kann zwar mehr Luft aufgenommen werden, doch das größere Atemzugvolumen hat keine positive Auswirkung auf den Körper und keine Vorteile für den Organismus. Mehr Sauerstoff in den Lungen hat keinerlei Wirkung auf den Gesundheits- und Fitnesszustand. Jetzt kann man sich natürlich fragen, für was wir dann die Mundatmung brauchen. Eine Antwort lautet: Für so schöne Dinge wie Lachen, aber auch beim Essen und Trinken sowie beim Sprechen kann es deutlich leichter sein, vorübergehend über den Mund Luft zu holen.

Einen anderen Grund finden wir bei unseren Vorfahren. Sie wechselten in gefährlichen Situationen von der Nasenatmung zur Mundatmung. Heute spielt sich das Leben ganz anders ab, das Stressmuster von damals lebt jedoch noch immer in unseren Genen weiter. Die Entwicklungszeit von der Steinzeit bis heute war zu kurz für eine Anpassung an die jetzigen Bedürfnisse. Heutzutage geht es eher selten um Leben und Tod. Die körperliche Leistungsfähigkeit wird für geistige und emotionale Anstrengungen benötigt, dennoch reagiert der Körper immer noch nach dem alten Muster. Wenn eine Belastungssituation ansteht, ist das für den Körper immer noch ein Signal, in den Kampf- oder Flucht-Modus umzuschalten. Die Atemfrequenz erhöht sich und die Nasenatmung wird von der Mundatmung abgelöst.

Sie können an Ihrer Herzfrequenz leicht erkennen, wie fordernd die Mundatmung ist: Atmen Sie ein paarmal mit tiefen Atemzügen durch den Mund – innerhalb von ein paar Sekunden wird Ihr Herz schneller schlagen. Sobald Sie jedoch anschließend sanft und entspannt durch die Nase atmen, verlangsamt sich Ihr Herzschlag wieder.

Im Leistungssport gibt es Momente, in denen die kurzfristige und vorübergehende Aufnahme größerer Luftmengen sinnvoll ist. Unter normalen Bedingungen gibt es hingegen keinen Grund, überwiegend durch den Mund zu atmen. Mehr Sauerstoff einzuatmen, verbessert die Versorgung des Organismus nicht. Ein Überangebot aus der Atemluft beschert nicht mehr Energie oder Leistungsfähigkeit. Es kann sogar das Gegenteil bewirken.

## NASENATMUNG VON KLEIN AUF

Aus internationalen Studien ist bekannt, dass mehr als die Hälfte der Kinder schon im Grundschulalter durch den Mund atmen. Man sieht vielen Kinder bereits an, dass mit ihrer Atmung etwas nicht stimmt. Bei ihnen sind Nasennebenhöhlen nicht optimal ausgebildet. Deshalb möchte ich an dieser Stelle an Eltern appellieren, bei ihren Kindern auf eine durchgängige Nasenatmung zu achten. Die körperlichen Veränderungen durch die Mundatmung sehen nicht nur unschön aus, sie haben auch weitreichende Folgen. Durch die Nasenatmung wird die Entwicklung der Kieferpartie gefördert. Sie hat direkten Einfluss auf die Breite der oberen Atemwege.

Schon bei ganz kleinen Kindern kann viel für die Nasenatmung getan werden. Saugen, wie es beim Stillen geschieht, und später das regelmäßige Kauen von härteren Lebensmitteln fördern die Kräftigung von Zunge und Kaumuskulatur. Denn nur eine starke Zunge kann die Milchzähne für die Bildung des Kieferbogens nach außen drücken. Die aktiven Kau- und Gesichtsmuskeln beeinflussen das Wachstum von Knochen und Gewebe, wie Studien bestätigen. Kinder, die lange gestillt werden, haben beispielsweise seltener schiefe Zähne, neigen weniger zum Schnarchen und zur Schlafapnoe als Flaschenkinder. Gut ausgebildete Atemwege sind die Voraussetzung für sportliche Erfolge. Aber nicht nur die körperliche Leistungsfähigkeit ist größer, sondern auch die geistige. Studien bestätigen, dass sich die Mundatmung bei Kindern genauso negativ auf die Gesundheit auswirkt wie bei Erwachsenen. Schlafforscher fanden heraus, dass die Atmung durch den Mund und leichtes Schnarchen bei Kindern bereits zu Stimmungsschwankungen, Lernstörungen und Bluthochdruck führen können. Auch beim Zappelphilipp-Syndrom ADHS konnte ein Zusammenhang festgestellt werden.

Info

## GROSSARTIGE NASE

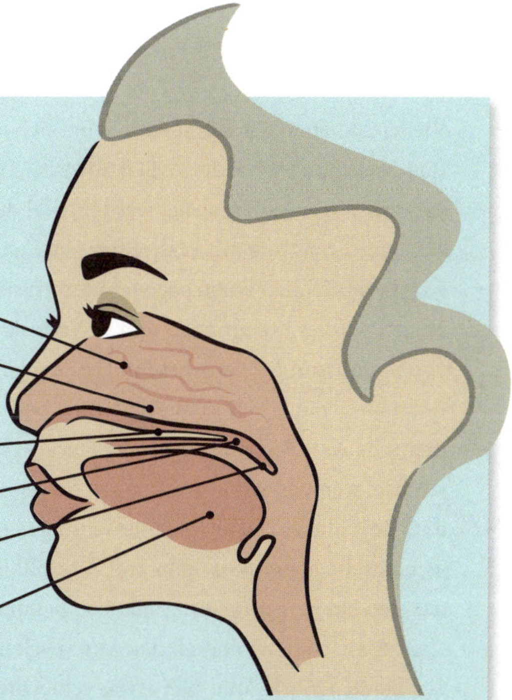


*Durch die Nasenmuscheln ist der Widerstand bei der Nasenatmung größer als bei der Mundatmung, dafür ist die Sauerstoffaufnahme höher.*

Was wir als Nase im Gesicht tragen, macht nur etwa 30 Prozent des tatsächlichen Nasenvolumens aus. Am Gaumen lässt sich in etwa abschätzen, wie groß die Nasenhöhle in Wirklichkeit ist: Die Decke der Mundhöhle ist eigentlich unser Nasenboden – und er reicht bis weit in das Schädelinnere hinein.

Die eingesogene Luft wirbelt im Inneren der Nase durch ein verschlungenes System aus Höhlen und Gängen, in das die Nasenmuscheln hineinragen. Das sind die Luftfilter der Nase. Die Nasenmuscheln bestehen aus dünnen Knochenplatten und sind mit einer Schleimhaut überzogen, die ganz viele feine, bewegliche Härchen hat. Streicht die Atemluft über diese Härchen, wird sie gereinigt, befeuchtet und erwärmt.

## DER RHYTHMUS DER NASENLÖCHER

Vielleicht haben Sie schon einmal bei sich selbst beobachtet, dass sich Ihre Nasenlöcher bei der Arbeit abwechseln. Mal kann leichter durch das eine Nasenloch geatmet werden, mal durch das andere. Vor allem bei einer Erkältung mit verstopfter Nase wird dieser Wechsel deutlich. Es gibt tatsächlich einen sogenannten Nasenzyklus. In alten indischen Texten wird er beschrieben und in Verbindung mit dem Rhythmus von Sonne und Mond gebracht. Heute weiß man etwas mehr darüber. Erstmals genauer mit dem Phänomen befasst hat sich 1895 der deutsche Arzt Richard Kayser. Er fand heraus, dass der Nasenlochwechsel weniger mit Mystik zu tun hat, sondern sehr viel mehr mit dem Sexualtrieb. Denn wie die Genitalien ist das Innere der Nase, genauer die Nasenmuscheln, mit Schwellkörpergewebe ausgestattet, das sich bei Erregung innerhalb von Sekunden mit Blut füllen kann. Viele Menschen bemerken das Anschwellen schon, wenn sie nur an Sex denken. Sie bekommen etwas schlechter Luft, weil ihre Nase »erigiert«. Diese Reaktion ist bei der Einnahme von Viagra übrigens das erste Anzeichen für den Wirkeintritt.

Das An- und Abschwellen der Nasenmuscheln geschieht nicht nur beim Sex. Bei 80 Prozent der Menschen tritt der Nasenzyklus regelmäßig auf. Je nachdem, wie der Wechsel stattfindet, kann er auch als ein Indikator für den Gesundheitszustand dienen. Wie lange ein Zyklus bei einem gesunden Menschen dauert, ist ganz unterschiedlich. Es gibt Studien mit Werten von 30 Minuten bis 4 Stunden. Ausgeprägter und häufiger ist er bei Erkrankungen. Interessant sind auch die Untersuchungen, die einen Zusammenhang zwischen den Nasenlöchern und den Gehirnhälften zeigen. So ist die Aktivität in der rechten Gehirnhälfte höher, wenn mehr durch das linke Nasenloch geatmet wird, und andersherum. Beim rechten Nasenloch besteht eine Verbindung zur linken Gehirnhälfte. Atemübungen, die zwischen beiden

Nasenlöchern hin- und herwechseln, schaffen ein Gleichgewicht zwischen den Gehirnhälften und wirken sich harmonisierend auf den ganzen Organismus aus.

Mit dem Nasenlochwechsel hat auch die Empfehlung zu tun, die linke Seite beim Liegen zu bevorzugen. Eine Erklärung könnte sich bei den Yogis finden. Sie legen sich nach dem Essen auf die linke Seite, um eine Atmung hauptsächlich durch das rechte Nasenloch zu forcieren. Nach ihrer Ansicht soll sich der Blutfluss dadurch beschleunigen und die dabei entstehende Körperwärme die Verdauung fördern. Diesem Zusammenhang gingen amerikanische Forscher in einer Studie nach. Nach einer fettreichen Mahlzeit ließen sie ihre Probanden auf der linken oder rechten Seite liegen. Die Teilnehmer, die auf der linken Seite lagen und hauptsächlich durch das rechte Nasenloch Luft holten, hatten weniger Sodbrennen und einen geringeren Säuregehalt im Mund als ihre Kollegen, die auf der rechten Seite lagen. Die Studie wurde mehrmals wiederholt, aber am Ende kam es immer wieder zum gleichen Ergebnis. Neben der ausgelösten Erwärmung beeinflussen vermutlich auch die unterschiedlichen Positionen von Magen- und Bauchspeicheldrüse die Verdauung.

## MIT DER NASE **EFFIZIENTER ATMEN**

Während die Mundatmung den Körper eher belastet, verhilft ihm Nasenatmung zur Entspannung. Denn auf diese Weise erreicht die Atemluft viel leichter die unteren Lungenlappen. Die enge Verbindung zum Entspannungsnerv Vagus in diesem Bereich der Lunge ist einer der Gründe, warum eine langsame Nasenatmung so wohltuend wirkt. Ein weiterer Vorteil, der für den Atem durch die Nase spricht: Es kann nicht passieren, dass zu viel oder zu wenig Sauerstoff eingeatmet wird, sondern es wird exakt die in diesem Moment benötigte Sauerstoffmenge aufgenommen. Das fühlt sich jedoch für viele Menschen, die

versuchen, von Mund- auf Nasenatmung umzustellen, nicht so an. Tatsächlich ist die Sauerstoffaufnahme durch die Nasenatmung 18 Prozent höher als durch den Mund. Der Körper kann also mehr Sauerstoff aus der Lunge aufnehmen und zur Energiegewinnung nutzen.
Dass die Sauerstoffversorgung über die Nase immer vollkommen ausreichend ist, zeigt sich besonders gut bei körperlicher Belastung. Die Nasenatmung ist für sportlich Aktive auch aus einem anderen Grund förderlich. Mit ihr ist ein perfektes Training möglich. Der Körper wird weder unter- noch überfordert. Wenn Sie bei sportlicher Aktivität auf Ihren Körper hören, bestimmen Nase und Atemrhythmus die optimale Trainingsintensität – auf eine Pulsuhr können Sie verzichten.
Die Energieversorgung der Muskeln ist genau auf den Bedarf abgestimmt. Sie ermüden nicht so schnell und das Risiko für Muskelkater und Verletzungen sinkt.
Der Grund dafür, dass mit der Nasenatmung mehr Sauerstoff aufgenommen wird, ist ein Gas: Stickstoffmonoxid (NO). Es wird beim Einatmen durch die Nase in den Nasennebenhöhlen freigesetzt und mit dem Luftstrom zu den unteren Atemwegen und in die Lunge transportiert. Beim Einatmen über den Mund wird kein Stickstoffmonoxid freigesetzt. Das Gas wird aber für eine gleichmäßige Durchblutung der Lunge benötigt. Stickstoffmonoxid weitet die Blutgefäße und fördert den Gasaustausch in den Lungenbläschen (Alveolen), sodass mehr Sauerstoff ins Blut aufgenommen werden kann. Das Gas reguliert den Blutfluss und hilft dabei, dass sich der Sauerstoff gleichmäßig im Körper verteilen kann.

## DIE NASE ALS GASPRODUZENT

Stickstoffmonoxid ist ein flüchtiges Gas, das man noch vor gar nicht langer Zeit nur mit Autoabgasen, Smog und saurem Regen in Verbindung brachte. Sein Ruf als »Wohltäter für die Gefäße« begann erst, als

amerikanische Kreislaufspezialisten in den 1980er-Jahren entdeckten, dass Stickstoffmonoxid nicht nur von qualmenden Motoren erzeugt wird, sondern auch im menschlichen Körper. Diese Entdeckung lieferte den letzten Baustein für das Verständnis der Blutdruckregulierung. Das war Grund genug, die Wissenschaftler 1998 für ihre Arbeit mit dem Nobelpreis für Physiologie und Medizin auszuzeichnen.
Heute ist die Wirkung von Stickstoffmonoxid auf das Gefäßsystem weitgehend erforscht. Unter seinem Einfluss weiten sich die Blutgefäße, mehr Blut kann dadurch schneller durch den Körper transportiert werden. Die Durchblutung verbessert sich, der Druck auf die Gefäße lässt nach, der Blutdruck sinkt. Vor allem in der Nacht ist Stickstoffmonoxid für das natürliche Absinken des Blutdrucks verantwortlich, was zu einem erholsamen Schlaf beiträgt. Aber das ist noch nicht alles. Stickstoffmonoxid macht die Blutgefäße auch wieder glatt und elastisch. Die Gefahr von Ablagerungen und Gerinnseln verringert sich, was nichts anderes bedeutet, als dass das Herzinfarkt- und das Schlaganfallrisiko sinken.
In der Notfallmedizin wird die unmittelbare Wirkung des Stickstoffmonoxids in sogenannten Nitrosprays genutzt. Nach einem Sprühhub unter die Zunge löst sich innerhalb von Sekunden eine schmerzhafte Verengung der Herzkranzgefäße (Angina pectoris). Auch auf Neugeborenenstationen wird das Gas in einigen Fällen Frühgeborenen zur Erleichterung der Atmung in den Inkubator geleitet.
Die Freisetzung des Stickstoffmonoxids bei der Nasenatmung ist für viele Männer wegen der Aussicht auf eine bessere Potenz ein überzeugendes Argument, die Mundatmung zu reduzieren. Dem Penis hilft Stickstoffmonoxid bei der Erektion, denn eine Erektion setzt voraus, dass in kürzester Zeit genügend Stickstoffmonoxid freigesetzt wird. Seine gefäßerweiternde Wirkung sorgt dafür, dass mehr Blut in die Schwellkörper fließen kann. Die »blaue Potenzpille« Viagra wirkt übrigens nach dem gleichen Prinzip – nur mit mehr Nebenwirkungen.

Es gibt sogar Studien, die indirekt den Zusammenhang zwischen erektiler Dysfunktion und Mundatmung bestätigen. Bei einer Untersuchung zeigte sich, dass Männer mit Nasenpolypen häufiger unter Potenzstörungen leiden. Als sie nach der Entfernung der Polypen wieder leichter durch die Nase atmen konnten, verbesserte sich auch ihre Erektionsfähigkeit. Aber nicht nur bei Männern tut sich etwas unter dem Einfluss von Stickstoffmonoxid, auch bei den Frauen steigt die Lust auf Sex mit der Bildung des Gases.

## MIT JEDEM ATEMZUG MEHR SCHUTZ

Stickstoffmonoxid wird nicht nur von den Schleimhäuten der Nasennebenhöhlen produziert, sondern auch von der inneren Wandschicht der Blutgefäße, die Endothel genannt wird. Man muss kein Mathegenie sein, um zu erkennen, dass die Mengen an Stickstoffmonoxid, die durch die Nasenatmung entstehen, kleiner ausfallen als im viel ausgedehnteren Netzwerk der Blutgefäße. Dennoch haben die kleineren Mengen einen größeren Einfluss auf unser Wohlergehen, weil ständig, mit jedem einzelnen Atemzug durch die Nase Stickstoffmonoxid freigesetzt wird. Im Endothel bildet sich Stickstoffmonoxid in größeren Mengen nur dann, wenn Sie sich beim Sport richtig anstrengen. Viel entspannter lässt sich die NO-Bildung steigern, wenn ein leichter Sauerstoffmangel ausgelöst wird, wie beispielsweise mit den Atemübungen im Praxisteil oder bei einem Hypoxietraining. Beim Thema Stickstoffmonoxid und seinen Wirkungen sind vermutlich noch viele Fragen offen. Immer wieder entdeckt man neue Funktionen. Das Gas hat aber auch Schattenseiten. Trotz seiner heilsamen Wirkung bleibt Stickstoffmonoxid ein starkes Gift. Und genau das scheint dem Körper bewusst zu sein: Um Schäden zu vermeiden, bildet er das Gas ausschließlich dort, wo es gebraucht wird, und baut es nach seinem Einsatz rasch wieder ab.

Info

## VORTEILE DER NASENATMUNG

*Wird die Luft durch die Nase eingeatmet, kann sie vom Körper perfekt aufgenommen werden – allein deshalb lohnt es sich, beständig nur durch die Nase zu atmen.*

- Ist die eingeatmete Luft kühl, wird sie auf Körpertemperatur erwärmt. Trockene und heiße Atemluft wird befeuchtet und abgekühlt.
- Staub- und Schmutzteilchen wie auch große Menge an Viren und Bakterien werden in der Nase aus der Atemluft beseitigt.
- Die Nasenatmung führt zu einer höheren Sauerstoffsättigung im Blut. Der Körper kann mehr Sauerstoff für die Energiegewinnung nutzen.
- Im Inneren der Nase wird Stickstoffmonoxid zum Schutz der Gefäße freigesetzt. Es glättet ihre Innenwände und macht sie elastischer.
- Durch die verbesserte Durchblutung im gesamten Körper muss das Herz weniger arbeiten. Die Herzfrequenz und der Blutdruck sinken.
- Während sportlicher Aktivität bleibt man bei konsequenter Nasenatmung im aeroben Belastungsbereich. Das schützt vor Überlastung und Muskelkater.
- Die Position der Zunge bei der Nasenatmung hat Auswirkung auf die Körperhaltung: Die Muskeln im Hals- und Nackenbereich werden dadurch indirekt gestärkt.

Die Giftigkeit des Gases nutzt der Körper für Abwehrzwecke. In der Nase beteiligt sich das Stickstoffmonoxid an der Reinigung der Atemluft. Es mehren sich die Hinweise darauf, dass der Körper die Produktion von Stickstoffmonoxid in den Nasennebenhöhlen extra erhöht, um Viren und Bakterien abzuwehren. In Studien konnte beobachtet werden, wie Stickstoffmonoxid dem SARS-Virus seine Gefährlichkeit nahm und die Viren an der Vermehrung hinderte. Das Gas wurde auch wirksam bei SARS-Patienten eingesetzt, die an einer Lungenentzündung erkrankt waren. Die enge Verwandtschaft des SARS-Virus zum Coronavirus legt nahe, dass Stickstoffmonoxid die Vermehrung des Virus verlangsamt und so die Überlebensrate von gefährdeten Zellen ebenfalls steigern könnte. Trotz fehlender Zulassung wird inhalatives Stickstoffmonoxid in Amerika bereits zu Behandlung von Coronapatienten eingesetzt.

Die Nasenatmung alleine wird Sie nicht vor einer Coronainfektion bewahren, aber sie kann eine einfache Maßnahme zum Schutz vor viralen und bakteriellen Eindringlingen sein. Die Bildung von Stickstoffmonoxid trägt dazu bei, die Immunabwehr zu stärken und somit das Infektionsrisiko zu senken, auch wenn es sich nur um eine herkömmliche Erkältung handelt.

## LEICHTER DURCH DIE NASE ATMEN

»Use it or lose it« liest man oft in Verbindung mit unseren Muskeln. Dieses Motto trifft genauso auf unsere Nase zu: Wird sie nicht ständig genutzt, verkümmert sie. Das Gewebe von Zunge, Rachen und Nasenhöhle bleibt nur straff, geschmeidig und offen, wenn die Nase in Betrieb ist. Verengte Atemwege sind der häufigste Grund, warum die Nasenatmung den meisten Menschen am Anfang so schwerfällt. Oft wird bei der Suche nach der Ursache ein Arzt konsultiert. Prinzipiell eine gute Idee, aber in den meisten Fällen kann man nichts finden, was die Nasenatmung behindert.

Bei etwa 80 Prozent der Menschen ist die Nasenscheidewand krumm. Die Hälfte davon leidet unter vergrößerten beziehungsweise chronisch entzündeten Nasenmuscheln. Eine Operation ist seltener nötig, als vielfach angenommen wird. Denn wenn man genauer hinschaut, ist

der eine Nasengang wegen der Krümmung etwas enger und der andere dafür etwas breiter. Die Natur hat es sich gut ausgedacht, weshalb man sich Schönheitskorrekturen an der Nase gut überlegen sollte. Bei einem chirurgischen Eingriff mit Hammer und Meißel müssen die Folgen für das Naseninnere gut abgewogen werden. Auch Schönheitsunterspritzungen im beweglichen Teil der Nase haben immer Einfluss auf die Nasenatmung. Obwohl nur unter die Haut gespritzt wird, kommt es zu Beeinträchtigungen, die oft zu einer vermehrten Mundatmung führen.
Weniger äußerlich, sondern mit mehr innerlicher Zuwendung können Sie Ihrer Nase bei der Umstellung helfen. Mit regelmäßigen Nasenspülungen kann sie gesäubert und wieder besser durchgängig gemacht werden. Mithilfe einer Nasendusche wird warme Salzlösung durch die Nasenhaupthöhle geführt. Die Salzlösung fließt zum einen Nasenloch hinein und zum anderen wieder hinaus. Es ist kaum spürbar und braucht nur ein bisschen Übung. Nach der Reinigung können die Naseneingänge noch mit etwas Mandel- oder Sesamöl gepflegt werden. In der Apotheke gibt es fertige isotonische Salzwasserlösungen und Nasenduschen zu kaufen. Wer es traditioneller mag, kauft sich einen Neti Pot. In der ayurvedischen Medizin gehört die Nasenreinigung wie hierzulande das Zähneputzen zur täglichen Morgenroutine. Die indische Lehre geht davon aus, dass mit der Reinigung auch die Müdigkeit vertrieben und der Geist klarer wird. Denn in Indien gilt die Nase als Tor zum menschlichen Gehirn.

## DIE ZUNGENHALTUNG TRAINIEREN

Wenn die Nase wieder mehr für die Atmung genutzt wird, ist, ähnlich wie im Sport, die korrekte Ausführung wichtig. Lassen Sie uns deshalb als Erstes schauen, was die richtige Mund- und Zungenhaltung während der Nasenatmung ist: Die Lippen schließen entspannt den Mund.

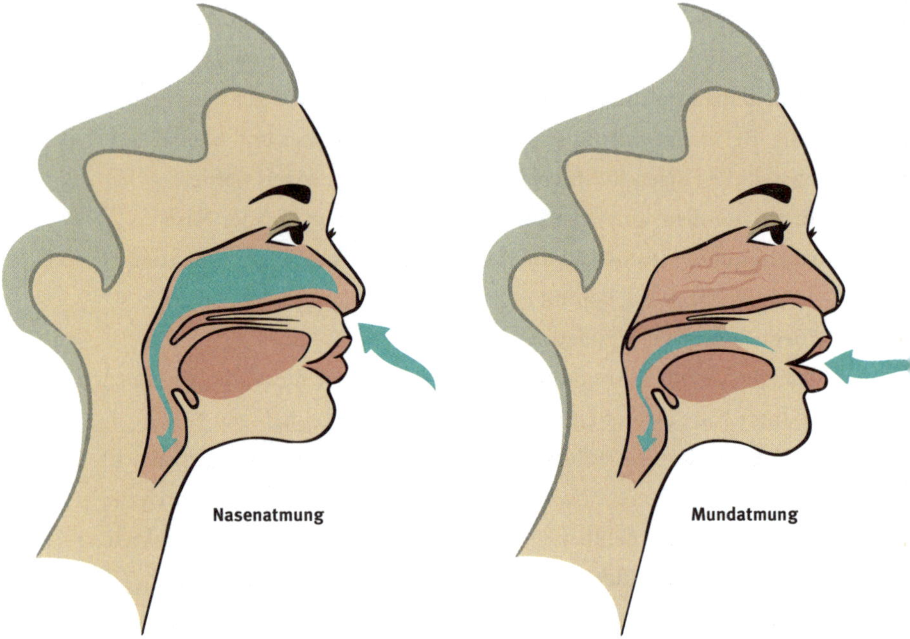


*Nasen- und Mundatmung unterscheiden sich deutlich durch die Zungenposition.*

Die oberen und unteren Zähne können leichten Kontakt haben. Die Zungenspitze liegt hinter den oberen Schneidezähnen, sie berührt die Zähne nicht und breitet sich seitlich entlang der oberen Zahnreihen weiter über den Gaumen aus. Weil viele Menschen ihren Kopf überstrecken, um ihre Atemwege offen zu halten, noch einen Hinweis zur Kopfhaltung: Im Erste-Hilfe-Kurs wird zwar bei der Beatmung die Überstreckung von Kopf und Nacken empfohlen, aber bei der normalen, selbstständigen Atmung ist der Nacken lang und nicht nach hinten gebeugt. Den Kopf also in gerader, ungebeugter Stellung halten und das Kinn leicht nach hinten schieben, sodass ein rechter Winkel zum Hals entsteht.

Haben Sie Geduld! Ein schwacher Rücken lässt sich auch nicht von heute auf morgen kräftigen. Genauso sieht es bei den Kau- und Gesichtsmuskeln aus, auch sie benötigen ein Training zur Stärkung. Die Zunge braucht Kraft, um wieder an ihrem richtigen Platz zu bleiben. Die beste und günstigste Methode ist ausdauerndes Kauen von harten, natürlichen Lebensmitteln wie zum Beispiel getrocknetem Fleisch oder Süßholzwurzeln. Zuckerfreie Kaugummis von härterer Konsistenz, wie es sie beispielsweise in verschiedenen Geschmacksrichtungen in türkischen Lebensmittelläden gibt, sind eine weitere Möglichkeit für ein Kautraining. Die Muskeln werden durch den Kauprozess wieder mehr gefordert, was auch positive Auswirkungen auf den Oberkieferknochen hat.

Ebenfalls ein geeignetes Trainingsgerät für die Umstellung auf Nasenatmung ist der Faceformer. Er besteht aus einer flachen Membran, die hinter den Lippen eingesetzt wird, und aus einem elastischen Lippenkissen, das die Lippen umschließen. Beim aktiven Training wird der Faceformer mit den Lippen mehrmals hintereinander für 6 Sekunden zusammenpresst. Im Anschluss wird geschluckt. Die Membran wird dabei angesaugt und es entsteht ein Unterdruck, der den Trainingseffekt noch zusätzlich erhöht. Nach einer gewissen Trainingsdauer soll der Faceformer auch während des Schlafs getragen werden. Spätestens dann findet das Schnarchkonzert ein Ende.

Interessant ist der Faceformer, weil er nicht die Symptome behandelt, sondern die Ursachen. Er stärkt nicht einzelne Muskeln, sondern das Zusammenspiel von ganzen Muskelketten. Auch Muskelpartien, die nicht direkt erreicht werden können, werden durch die Erzeugung des Unterdrucks im Mundraum aktiviert. Das Bewegungsmuster, das zur Erschlaffung des Gewebes geführt hat, kann so komplett neu ausgerichtet werden. Schon nach 1–2 Wochen treten erste Veränderungen ein. Die Zunge findet wieder ihre natürliche Position am Gaumen. Der Gaumenbogen mit dem Zäpfchen wird angehoben. Die Nasenatmung fällt deutlich leichter und der Schlaf verbessert sich. Zungenbeläge verschwinden nach und nach, weil sich die Zunge beim Schlucken wieder am Gaumen selbst säubern kann. Auch äußerlich macht sich die Straffung bei den Gesichtszügen bemerkbar. Für eine lang anhaltende Wirkung muss allerdings ein halbes Jahr trainiert werden. Erst dann hat das Gehirn das neue Bewegungsmuster so verinnerlicht, dass es Tag und Nacht von ganz allein funktioniert.

## DIE UMSTELLUNG AUF NASENATMUNG **AM TAG**

Auch wenn Sie jetzt von der Nasenatmung überzeugt sind und sich vornehmen, in Zukunft nur noch durch die Nase zu atmen, wird es etwas Zeit brauchen, bis diese jetzt noch ungewohnte Atemtechnik selbstverständlich wird. Das bedeutet: Nur eine langfristige Planung führt zum Erfolg. Setzen Sie sich nicht unter Druck – das begünstigt nur, dass Sie bald wieder aufgeben – und haben Sie Geduld. Es wird immer wieder Situationen geben, in denen Sie sich bei der Mundatmung erwischen. Vor allem in Stressmomenten kann das immer wieder vorkommen. Schon die Tatsache, dass Sie den Wechsel bemerken, zählt als Fortschritt. Keine gute Idee für die Umstellung auf Nasenatmung sind radikale Maßnahmen im Alltag oder abrupte Veränderungen von Gewohnheiten. Sie lassen sich selten auf Dauer durchhalten. Beginnen Sie lieber mit kleinen Schritten, die Sie einfach und schnell umsetzen können – und die Sie mit kleinen Erfolgen zum Dranbleiben und Weitermachen motivieren.

Als ersten Schritt ermitteln Sie Ihren persönlichen Istzustand. Da die Atmung unbewusst abläuft, sollte man die eigene Atmung 1 oder 2 Tage zunächst nur beobachten. Atmet man ausschließlich durch den Mund? Wann wird zur Nasenatmung gewechselt? Welche Umstände tragen dazu bei? Geschieht es nur bei körperlicher Belastung, etwa beim Treppensteigen oder beim Sport? Die meisten Menschen mit Mundatmung wechseln zumindest im entspannten Zustand noch zur Nasenatmung. Können Sie das bei sich auch feststellen, dann gilt es in den nächsten Wochen, diese Zeitspanne auszubauen sowie auch in anderen Situationen gezielt und immer häufiger zur Nasenatmung zu wechseln. Stellen Sie jedoch fest, dass Sie den ganzen Tag durch den Mund atmen, dann sollten Sie gezielt kleine Trainingseinheiten zur Nasenatmung in Ihren Tagesablauf einbauen.

Zählen Sie zu den vielen Menschen, die fast ausschließlich durch den Mund atmen, so reicht es in den ersten 2 Wochen bereits, 2-mal am Tag in einem entspannten Zustand bewusst durch die Nase zu atmen. Idealerweise findet man in seinem Tagesablauf zwei Zeitpunkte, die jeden Tag für eine bewusste Nasenatmung genutzt werden können. Auf lange Sicht ist die Empfehlung dieselbe wie im Sport: Kurze und regelmäßige Trainingseinheiten erzielen eine bessere Wirkung als lange und unregelmäßige. Mit Wiederholungen gelingt die Umgewöhnung viel schneller.

Diese ersten Übungen dienen der Selbstbeobachtung: Wie fühlt sich die Nasenatmung im Vergleich zum Ein- und Ausatmen durch den Mund an? Ist die Zunge in der richtigen Position hinter den oberen Schneidezähnen? Reicht die eingeatmete Luft aus oder kommt das Gefühl eines »Lufthungers« auf? Dem häufig auftretenden Bedürfnis, wieder zur Mundatmung zu wechseln, sollte man erst nach ein paar Atemzügen nachgeben. Manchmal reicht es aus, einfach kurz die Augen zu schließen und sich auf die Atmung zu konzentieren. Gelingt nach einer Weile die Nasenatmung ohne Anstrengung und ohne Konzentration auf die Atmung selbst, ist der nächste Schritt, während der Übungsphasen zu lesen oder Musik zu hören. Üben Sie quasi nebenher leichte Tätigkeiten aus, die Sie körperlich und geistig nicht besonders fordern. Fernsehen zählt allerdings nicht dazu, denn das sorgt eher für eine Steigerung der Atemfrequenz. Wichtig sind

kleine Kontrollen zwischendurch, um festzustellen, ob immer noch kontinuierlich durch die Nase geatmet wird.
Fühlt sich die Nasenatmung vertrauter an, sollte sie in weiteren alltäglichen Situationen angewandt werden. Sinnvoll ist es, bewusst andere Übungsbedingungen zu wählen. Je nach Tagesablauf und Vorlieben könnte das Training zum Beispiel beim täglichen Abwasch, Kaffeekochen, Warten auf den Bus oder an jeder roten Ampel geschehen.
Je häufiger im Alltag eine bewusste Atmung durch die Nase stattfindet, umso schneller wird sie auch unbewusst angewandt und schließlich zur Normalität, über die man nicht mehr nachdenken muss. Dann ist es reine Gewohnheit.
So wie man sich schlechte Gewohnheiten abgewöhnen kann, kann man sich gute Gewohnheiten wie die Nasenatmung angewöhnen.
Bei der Frage, wie lange es dauert, seine Gewohnheiten zu ändern, gehen die Meinungen auseinander: Studienergebnisse schwanken zwischen 21 und 66 Tagen. Das sind allerdings Mittelwerte mit großer Varianz: Einige Studienteilnehmer waren schneller, andere langsamer. Die Dauer variiert von Mensch zu Mensch, aber auch die individuellen Umstände spielen eine Rolle. Tatsache ist jedoch: Jeder kann es schaffen! Gewohnheiten zu verändern, ist ein Prozess und kein Zustand. Nehmen Sie sich daher wirklich die Zeit, die Sie ganz persönlich für eine Umstellung brauchen. Verinnerlichen Sie kleine, schrittweise Veränderungen, ohne sich selbst unter Druck zu setzen.

## AUCH IN DER NACHT DURCH DIE NASE ATMEN

Schlaf ist die längste und beste Erholungspause für den Körper. Die »richtige« Dauer des Schlafes ist dabei individuell verschieden. Schlafforscher gehen davon aus, dass durchschnittlich 5 Stunden Schlaf notwendig sind, um gesund zu bleiben. Bei dieser Angabe geht es weniger

Info

## KLEINE HILFEN IM ALLTAG

*Der Alltag bietet viele Gelegenheiten zum Trainieren. Mit ein paar Tricks lassen sich noch mehr Chancen nutzen.*

- **ERINNERUNGSHILFEN:** Man kann Nahestehende bitten, immer wieder an die Nasenatmung zu erinnern. Diese Aufgabe können auch kleine Zettel an viel benutzten Gegenständen übernehmen oder ein Wecker, der dazu auffordert, in regelmäßigen Abständen oder zu festen Zeiten seine Atmung zu überprüfen.
- **WARTEZEITEN NUTZEN:** Die Zeit vor roten Ampeln oder im Stau, in der Schlange an der Supermarktkasse, in der Warteschleife am Telefon oder bei Verzögerungen von Terminen ist ideal für eine zusätzliche Trainingseinheit.
- **MUNDATMUNG BLOCKIEREN:** Wer möchte, kann sich den Mund mit einem Pflaster zukleben. Angenehmer ist es vermutlich, einen Zahnstocher oder einen Stift zwischen die Lippen zu nehmen, ohne die korrekte Zungenposition dabei zu vernachlässigen – einen cooleren Eindruck als ein Pflaster machen diese Hilfsmittel auf jeden Fall.
- **STRICHLISTE FÜHREN:** Jeder Gedanke an die Nasenatmung, jedes Training und jede Kontrolle mit einem positiven Ergebnis wird in einer Liste vermerkt, beispielsweise in der Notizfunktion des Smartphones. Nach einer Woche kann man die Tagesergebnisse vergleichen – und wird positiv überrascht sein, weil mit dieser Methode die Trainingshäufigkeit automatisch steigt.

um die absolute Zahl der Stunden als vielmehr um das Ausmaß der Erholungsfähigkeit während der Schlafphase. Denn wer während der Nacht durch den Mund atmet, mindert seine Schlafqualität. Außerdem ist dies häufig Auslöser für krankhaftes Schnarchen.

Während wir schlafen, ist eine bewusste Steuerung der Atmung nicht möglich. Der Körper schaltet im Schlaf fast alle Wahrnehmungsfunktionen ab. Wie in dieser Zeit geatmet wird, lässt sich nur indirekt und über die möglichen Folgen einer Mundatmung feststellen. Getrübte Stimmung, Energiemangel, Schnarchen und Mundtrockenheit sind Hinweise, dass durch den Mund geatmet wird. Ob dies nur zeitweise oder durchgehend geschieht, ist unwichtig.

Für einen guten Schlaf und eine freie Nasenatmung sollten Sie sich als Erstes abgewöhnen, auf dem Rücken zu schlafen. Die Rückenlage lädt geradezu zur Mundatmung ein, da hier eine konsequente Atmung durch die Nase viel schwerer fällt als in anderen Schlafpositionen. Wer daran zweifelt, kann gerne einmal den Atemanhaltetest in verschiedenen Schlafposition ausprobieren. Etwa eine Viertelstunde müssen Sie in jeder Stellung verharren, bis sich der Stoffwechsel anpasst. Am Ende werden Sie feststellen, dass die Atemanhaltedauer in Rücklage am kürzesten ausfällt. Durch die Mundatmung nimmt das Atemvolumen zwar zu, aber gleichzeitig verschlechtert sich die Sauerstoffversorgung im Körper. Hinzu kommt noch, dass in dieser Position die Zunge und der weiche Gaumen viel leichter nach hinten sacken und die Atemwege verengen können. Schnarchen und Atemaussetzer (Schlafapnoe) sind die Folge und die größten Energieräuber. Schnarchen erhöht die Müdigkeit am Tag und eine Schlafapnoe verringert die durchschnittliche Lebenserwartung um 10 Jahre.

Selbst wenn Sie in der Rückenlage nicht durch den Mund atmen, sollten Sie diese Schlafposition überdenken. Die Rückenlage stellt eine Gefahr für das Gehirn dar. Denn Menschen mit Demenz schlafen doppelt so häufig auf dem Rücken wie gesunde. Wissenschaftler

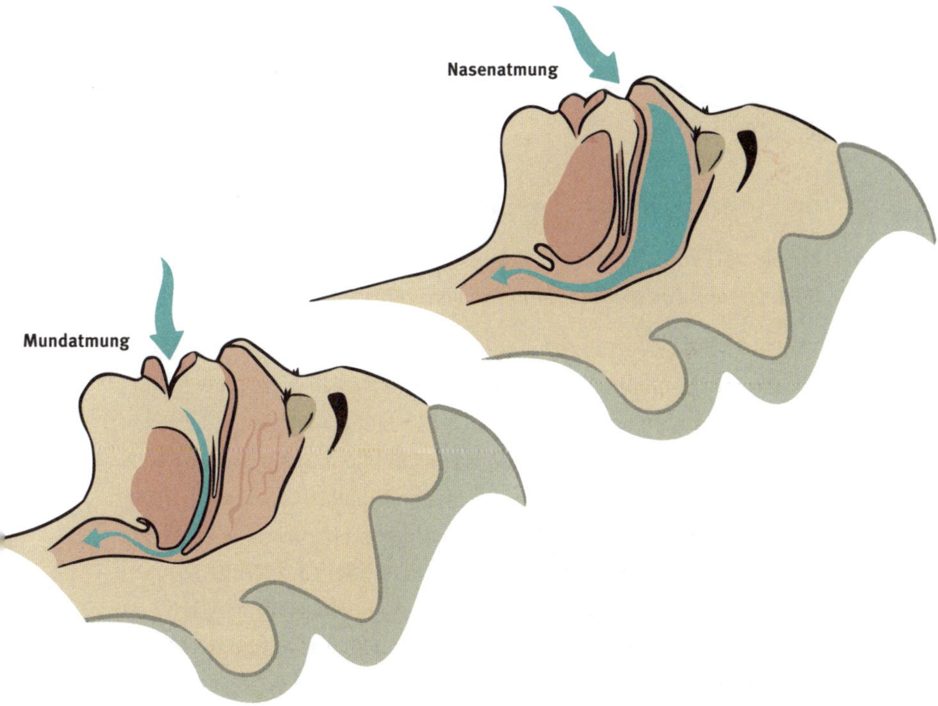


*Bei der Mundatmung können Zunge und weicher Gaumen viel leichter nach hinten sacken und die Atemwege verengen.*

fanden heraus, dass sich die Eiweißablagerungen, die bei Alzheimerpatienten im Gehirn entstehen, in Rückenlage leichter an den Nervenzellen ansammeln können als in Seitenlage.

Unabhängig von der Schlafposition stellt aber nur ein wirklich geschlossener Mund sicher, dass ausschließlich durch die Nase geatmet wird. Da wir während des Schlafes jedoch nicht bewusst zur Nasenatmung wechseln können, helfen bei der Umstellung der nächtlichen Atemtechnik nur drastisch anmutende Methoden wie ein Pflaster über dem Mund oder ein Anti-Schnarch-Kinnriemen. Gerade zu Beginn sind die Maßnahmen für die Nacht etwas gewöhnungsbedürftig und können den Schlaf vorübergehend auch beeinträchtigen, aber die posi-

Info

## PRAKTISCHE TIPPS FÜR DIE UMSTELLUNG

*Kleine Merkhilfen bringen während des Schlafs nichts. Wirklich hilfreich ist nur, was die Mundatmung verhindert.*

- **MUND ZUKLEBEN:** Ob mit einem Streifen quer über dem Mund oder senkrecht über den Lippen, letztendlich ist es vom persönlichen Empfinden abhängig, wie man sich den Mund zukleben möchte. Mit medizinischen Klebebändern wie 3M Micropore oder Leukosilk kann man ausprobieren, was am besten funktioniert. Schlagen Sie das Band an einer Seite ein paar Zentimeter ein, um es bei Bedarf schnell vom Mund lösen zu können. Im Handel sind fertige Mundpflaster erhältlich. Es gibt sie in unterschiedlichen Formen, teilweise mit klebstofffreien Anteilen und ringförmigen Aussparungen für die Lippen. Für Kinder gibt es bunte von Myotape.
- **RÜCKENLAGE VERHINDERN:** Man kann die Nacht mit einem Rucksack auf dem Rücken verbringen, was zwar effektiv, aber nicht wirklich bequem ist. Etwas angenehmer ist es, sich ein Tuch oder einen Schal um die Brust zu schlingen und am Rücken ein- oder zweimal zu verknoten. Manchmal hilft auch schon ein seitlich untergeschobenes Kissen, die Rückenlage zu verhindern.
- **HELFER FÜR DIE NACHT:** Es gibt unterschiedliche Modelle von Kinnriemen. Sie sollen verhindern, dass der Mund während des Schlafs aufklappt. Der Unterkiefer wird fixiert, aber ein langfristiger Trainingseffekt ist nicht zu erwarten. Nasenspreizer oder Dilatoren werden auch häufig empfohlen. Sie weiten zwar den vorderen Bereich der Nase, verändern aber an der Atemweise nichts. Besser ist ein Faceformer, der den Mund ebenfalls geschlossen hält. Der hier entstehende leichte Unterdruck in der Mundhöhle hat eine trainierende Wirkung.

tiven Effekte, die nach relativ kurzer Zeit eintreten, sprechen für den Einsatz. Man hört auf zu schnarchen und verhindert damit auch den hohen Wasserverlust über die Mundatmung. Die Tiefschlafphase dauert länger. Wichtige Hormone können jetzt wieder in ausreichender Menge gebildet werden. Diese sind nicht nur zuständig für unseren Schönheitsschlaf, sondern auch für ruhigere Nächte. Störender Durst und nächtliche Toilettengänge entfallen, weil der Flüssigkeitshaushalt durch den hormonellen Einfluss so reguliert werden kann, dass ein Durchschlafen besser möglich ist.

Nach etwa 3 Monaten atmet man auch nachts über die Nase – was Sie merken werden, wenn Sie nach einer Nacht mit durchgehender Nasenatmung morgens frisch und erholt in den Tag starten.

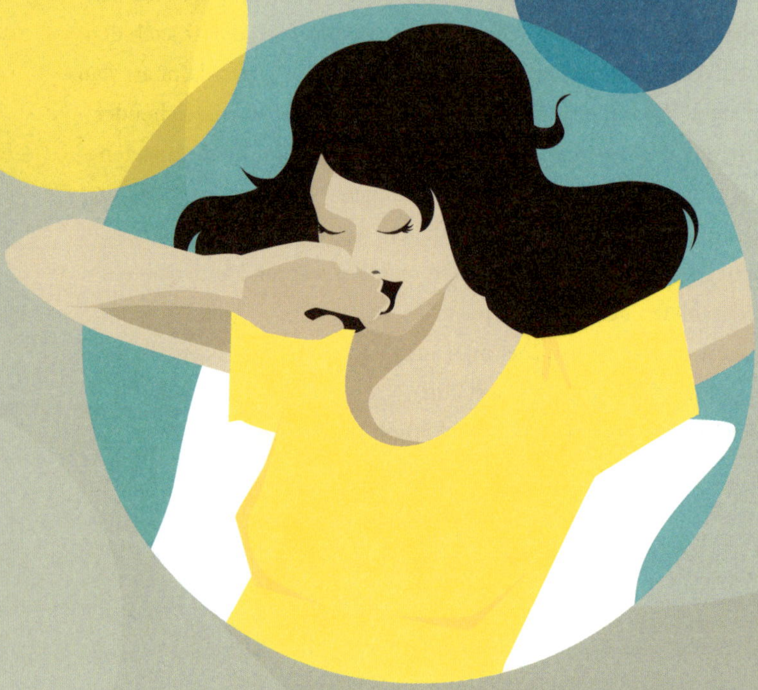

3

# Perfektes Atmen im Alltag

*Gähnen, Seufzen, Husten und Niesen sind etwas ganz Natürliches, aber im Übermaß nicht gut für unsere Atemgesundheit. Auch die falsche Atemtechnik beim Sprechen birgt die Gefahr, zu häufig und zu tief zu atmen.*

Mit jedem Ausatmen wird Kohlendioxid abgegeben. Das Gas ist für den Körper genauso wichtig wie Sauerstoff. Im Gegensatz zum Sauerstoff, den wir mit jedem Atemzug aus der Umgebungsluft aufnehmen, entsteht Kohlendioxid in unserem Körper. Trotz konsequenter Nasenatmung gibt es im Alltag viele Momente, in denen mit einem Atemzug zu viel Kohlendioxid ausgeatmet wird. Zu niedrige Kohlendioxidwerte aber können den Körper schwächen. Normalerweise kann der Körper Defizite schnell wieder ausgleichen, wenn sie nicht zu häufig vorkommen. Beim Seufzen, Gähnen, Husten und Niesen reichen meist schon kleine Verhaltensänderungen, um den Körper zu unterstützen. Etwas schwieriger wird es, beim Sprechen größeren Verlusten vorzubeugen. Während des Sprechens durch die Nase zu atmen, ist die Krone der perfekten Atmung und zugleich die größte Herausforderung. Die wenigsten Menschen schaffen es konsequent. Hinzu kommt: Viele Menschen haben ihren Sprechstil an die Schnelligkeit und Hektik unserer Zeit angepasst. Die Sätze werden immer länger und Pausen vermieden, um alle Inhalte mitzuteilen und die Aufmerksamkeit der Zuhörer zu behalten. Es wird so lange gesprochen, bis die Luft ausgeht. Dann folgt für die nächste Flut von Worten ein tiefer Atemzug durch den Mund.

Bei Vielsprechern können sich die Kohlendioxidverluste schnell aufsummieren. Sie werden im wahrsten Sinne des Wortes atemlos, wenn sie nicht gegensteuern und ihren Sprechstil verändern. Ihre Atemfrequenz erhöht sich, sie geraten immer mehr außer Atem. Kurzatmigkeit wird zum Dauerzustand und die gesundheitlichen Folgen lassen nicht lange auf sich warten.

Es ist sehr schwer, sich eine neue Atemtechnik beim Sprechen anzugewöhnen. Für Ihren Energielevel und für Ihr Auftreten ist es jedoch ein großer Gewinn. Das Gefühl, den Satz nicht mehr zu Ende sprechen zu können, weil die Luft knapp wird, setzt den Körper unter Stress und raubt Ihnen die Möglichkeit, ihre Sätze durchgehend mit ganzer Aufmerksamkeit zu begleiten. Unbewusst bekommt Ihr Gesprächspartner diese Not mit. Eine Umstellung der Atemtechnik gibt Ihnen die Zeit, Ihren Sätzen gedanklich bis zum Schluss zu folgen. So wirken Sie deutlich souveräner, Ihre Sprechweise wird gelassener und Sie werden feststellen, dass man Ihnen viel lieber zuhört.

Info

## BEIM SPRECHEN RICHTIG ATMEN

Die meisten von uns sind es nicht gewöhnt, auch beim Sprechen beziehungsweise in Sprechpausen durch die Nase zu atmen. Am Anfang erfordert es sehr viel Konzentration, den richtigen Zeitpunkt zu finden, um den Mund zu schließen und Luft zu holen. Es braucht außerdem viel Aufmerksamkeit, um während des Sprechens unbewusstes Einatmen durch den Mund wahrzunehmen. Kurze Sätze helfen, den richtigen Rhythmus zu finden, und erleichtern die konstante Nasenatmung.

Eine gute Übung ist, **laut bis 500 zu zählen**. Das verlangt wenig Konzentration und man kann sich feste Atempausen setzen. Beginnen sollte man eher mit kleineren als mit größeren Zahlenfolgen, denn es wird, je weiter man kommt, immer anstrengender. Ein guter Einstieg ist, immer nach vier Zahlen zu atmen. Die ersten Male wird es wahrscheinlich leichter sein, immer wieder von vorne zu beginnen, als gleich durchzuzählen.

Eine andere Übungsmöglichkeit ist **lautes Vorlesen**. Der Schwierigkeitsgrad ist um einiges höher als beim Zählen. Längere Sätze müssen in Atempausen unterteilt werden und es besteht die Gefahr der Ablenkung. Fangen Sie am besten mit leichten Texten an, wie beispielsweise in Kinderbüchern und Illustrierten, oder lesen Sie Kochrezepte inklusive der Liste aller Zutaten.

Kurze Sätze zu bilden und langsam zu sprechen, ist eine Herausforderung für sich. Eine schwierige Umgewöhnung ist, zwischen den Sätzen den Mund zu schließen und durch die Nase Luft zu holen. Wahrscheinlich braucht es eine ganze Zeit, bis Sie es automatisch tun, aber gönnen Sie sich und Ihrem Körper diese kleine Pause. Sie können Ihre Gedanken sortieren und Ihr Körper kümmert sich darum, dass Sie nicht so schnell müde werden.

## GESUNDES GÄHNEN UND SEUFZEN

Wir gähnen, wenn wir müde sind. Geseufzt wird sogar mehrmals pro Stunde. Egal ob Gähnen oder Seufzen, in beiden Fällen ist ein tiefer Atemzug nötig. Beide Male wird viel Kohlendioxid aus dem Körper abtransportiert. Auf die Frage, warum wir trotz dieser Verluste regelmäßig gähnen und seufzen, gibt es noch keine eindeutige Antwort der Wissenschaft. Vom Seufzen weiß man zumindest, dass es regelmäßig vom Atemzentrum ausgelöst wird, um abgelegene Lungenbereiche vor dem Verkleben zu bewahren. Für die Ursache und den Zweck des Gähnens gibt es viele Theorien, mit zu wenig Sauerstoff in der Luft hat es auf jeden Fall nichts zu tun. Eines steht fest: Gähnen lässt das Herz schneller schlagen und erhöht die Durchblutung des Gehirns.
Gähnen und Seufzen sind ganz normale Funktionen des Körpers, aber sie sind auch ein Ausdrucksmittel, das unserem Umfeld zeigt, wie wir uns gerade fühlen. Bei Langeweile wird gegähnt. Auch Unmut und Widerwillen werden mit unwillkürlichem Gähnen ausgedrückt. Eine ähnlich große Palette für eine Kommunikation ohne Worte gibt es beim Seufzen. Menschen seufzen, wenn sie glücklich, zufrieden und entspannt sind oder sich kurz entspannen wollen. Gleichermaßen gegähnt und geseufzt wird bei Müdigkeit und Stress. Bekannt ist, dass Seufzen den inneren Druck löst. In einer Studie seufzten Studenten besonders häufig, als sie sich konzentrieren mussten. Beim Gähnen

fallen die Erkenntnisse etwas spärlicher aus. Vermutet wird, dass seine ansteckende Wirkung etwas mit Einfühlungsvermögen zu tun hat. Wissenschaftliche Untersuchungen zeigen, dass mitfühlende Menschen deutlich schneller mitgähnen.

Gähnen und Seufzen gehören zu unserem Leben. Sie sich komplett abzutrainieren, wäre falsch und ist letztendlich nicht möglich. Viel sinnvoller ist es, ihnen mehr Aufmerksamkeit zu schenken und sie mit mehr Bedacht zuzulassen. Denn beides dauert zwar nicht lange, aber trotzdem wird dabei viel Luft hin- und herbewegt. Auch ein tiefer Stoßseufzer übersteigt das normale Atemvolumen. Es wird 2- bis 5-mal so viel Luft ausgeatmet wie bei einem normalen Atemzug. Solange es bewusst geschieht, kann gegengesteuert werden. Durch kurzes Luftanhalten gleichen sich die Kohlendioxidvorräte wieder aus. Mit einem bewussten Umgang kann man außerdem seinem Benehmen sogar noch etwas Schilf verleihen. Denn gähnen kann man auch bei geschlossenem Mund. Das hat Stil und verschwendet nicht unnötig Kohlendioxid. Eine höhere Kunst ist es hingegen, das Seufzen durch Luftanhalten zu unterdrücken. Wenn man schluckt, fällt es leichter, dem Drang zu widerstehen.

Schwierig wird es, wenn Gähnen und Seufzen zur Gewohnheit geworden sind. In diesem Fall ist mit spürbaren körperlichen und geistigen Energieverlusten zu rechnen. Weil Gähnen auffallender und bewusster geschieht, ist es einfacher, es als energieraubende Angewohnheit zu enttarnen. Denn den Betroffenen selbst oder ihrem Umfeld fällt bald auf, dass nicht nur am Morgen und Abend gegähnt wird, sondern auch während des Tages. Häufig sind Stress und schlechter Schlaf die Gründe. Vermehrtem Seufzen auf die Schliche zu kommen, ist hingegen nicht so einfach. Es geschieht eher unbewusst und ist nicht so auffällig wie das Gähnen. Ein schlechtes Ergebnis des Atemanhaltetests kann einen Hinweis geben, aber ansonsten ist es erforderlich, sich selbst zu beobachten.

## »RICHTIG« HUSTEN UND NIESEN

Den Impuls, husten oder niesen zu müssen, sollte niemand unterdrücken, aber danach sollte der Kohlendioxidverlust wieder ausgeglichen werden. Denn niedrige Werte schwächen den Körper bei gesundheitlichen Problemen noch zusätzlich. Ein paar Sekunden nach dem Husten und Niesen die Luft anzuhalten, ist immer möglich – auch bei der schlimmsten Erkältung. Sinnvoll ist diese kleine Atempause auch beim Schniefen, Hüsteln und Räuspern.

## ERST EINMAL LUFT ANHALTEN

Es ist noch kein Meister vom Himmel gefallen. Wenn es mit der Umsetzung nicht gleich klappt, ist es kein Problem, solange Sie immer wieder für Ausgleich sorgen. Genießen Sie zwischendurch bewusst ein herzhaftes Gähnen oder einen erlösenden Seufzer, aber seien Sie hartnäckig, wenn es sich um eine stark ausgeprägte Angewohnheit handelt. Nehmen Sie sich bei der Umstellung Ihres Sprechstils Zeit. Gehen Sie in kleinen Schritten vor und haben Sie Mut zu Pausen. Auf Ihrem Weg zur perfekten Atmung können Sie einfach immer wieder mal zwischendurch die Luft für kurze Zeit anhalten. Denn das Kohlendioxid brauchen Sie genauso zum Leben wie den Sauerstoff.

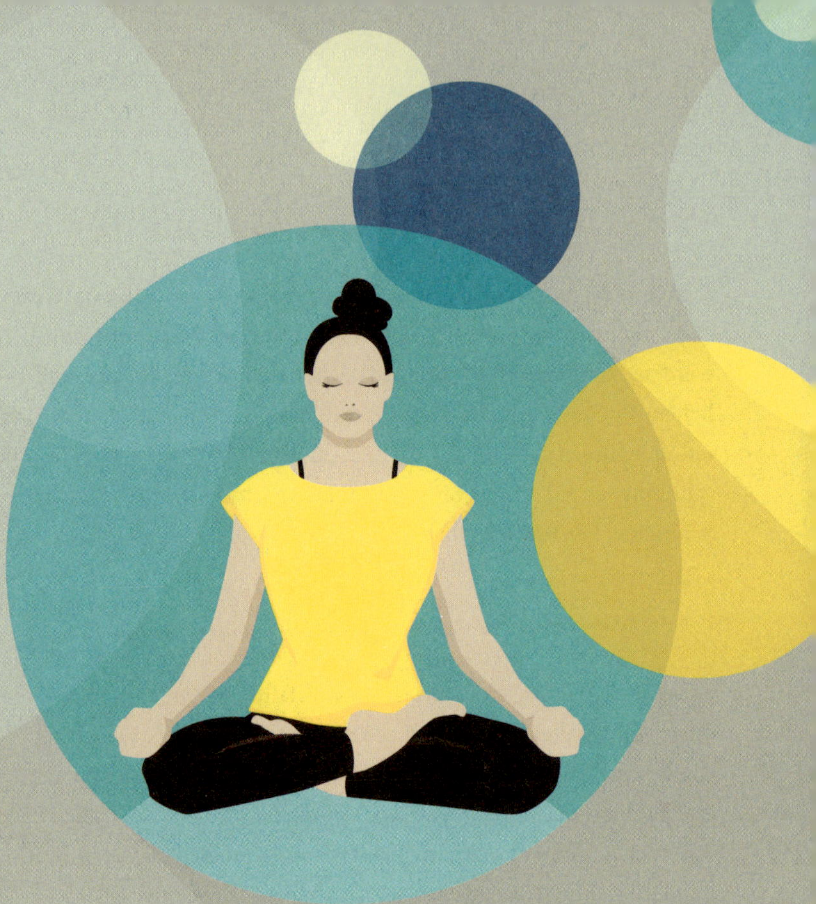

# 4 Lieber weniger atmen als zu viel

*Wie im Alltag geatmet wird, entscheidet über die Sauerstoffmenge, die der Körper für die Energiegewinnung nutzen kann.*

Weniger zu atmen, hält gesund und munter. Für manch einen ist das bestimmt nicht einleuchtend. Aber man kann sich die Wirkung ähnlich wie beim Fasten vorstellen, wo weniger Essen einen positiven Reiz auf den Körper ausübt. Führt man den Vergleich zwischen beiden Methoden fort, so ergibt sich ein weiterer Vorteil für das verringerte Atmen: Langfristig ist es leichter, weniger zu atmen, als auf Essen zu verzichten oder Kalorien zu zählen. Denn der Körper gewöhnt sich an das verringerte Luftangebot. Es wird für ihn zur Normalität, mit weniger Luft auszukommen. Mit jedem Atemzug können die Vorteile der Reduzierung genutzt werden. Und wie Sie bald lesen werden, sind die Vorteile beachtlich.

Wenn es um die Energiegewinnung im Körper geht, denken die meisten Menschen als Erstes an Essen und als Zweites an Sauerstoff. Essen ist wichtig, keine Frage, aber Sauerstoff ist ganz eindeutig unser wichtigstes »Lebensmittel«. Nur mit seiner Hilfe können die Körperzellen aus den angelieferten Nährstoffen den Energietreibstoff Adenosintriphosphat, kurz ATP, gewinnen. Ohne ATP wäre keinerlei Stoffwechsel, Zellerneuerung, Verdauung oder geistige Konzentration möglich. Wie gut die körpereigene Energieproduktion funktioniert, hängt vom Zustand der Mitochondrien ab. In den winzig kleinen Organellen findet nämlich die ATP-Produktion statt. Nahezu jede Körperzelle hat diese kleinen Energiekraftwerke.

## MANGEL MACHT STARK

Interessant ist, dass ein leichter, vorübergehender Sauerstoffmangel für den Körper förderlicher ist als ein Überangebot. Die Unterversorgung gibt ihm den Impuls, seine Widerstands- und Leistungsfähigkeit zu erhöhen, um besser mit Mangelsituationen umgehen zu können. Etwas Ähnliches passiert übrigens nach einem sportlichen Training. Auch hier reagiert der Körper mit einer Anhebung der Belastungs-

Info

## DIE SAUERSTOFFAUFNAHME

Die Luft, die wir einatmen, besteht zu knapp 21 Prozent aus Sauerstoff. Sie wird je nach Gewohnheit über die Nase oder den Mund eingeatmet und von den oberen zu den unteren Atemwegen weitergeleitet.
Der Übergang in das Blut findet in den 300 Millionen Lungenbläschen (Alveolen) in der Lunge statt. Ihre Wände sind hauchdünn und von winzigen Blutgefäßen durchzogen. Über diese Membran gelangt der Sauerstoff ins Blut. Da die Löslichkeit von Sauerstoff im Blutplasma nur gering ist, braucht er die roten Blutkörperchen als Transportvehikel. Von dieser Verbindung kann er sich aber nur wieder lösen, wenn die Kohlendioxidkonzentration im Blutplasma stimmt.

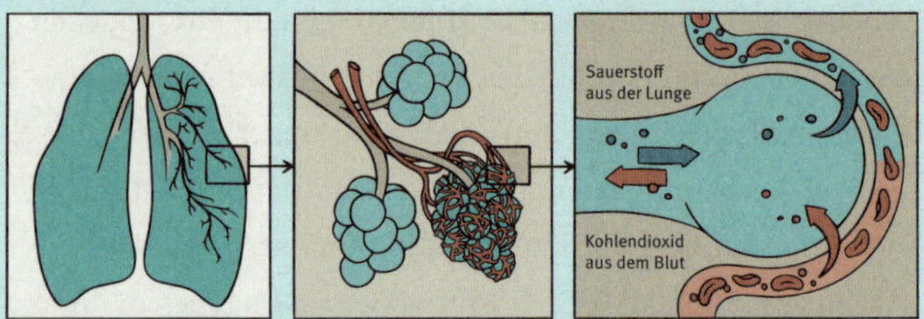


*Der Austausch von Kohlendioxid und Sauerstoff in den Lungenbläschen*

Wenn die Übergabe der Sauerstoffmoleküle an der Zielzelle vollzogen ist, beginnt der Abtransport des Kohlendioxids. Der gesamte Vorgang von der Sauerstoffaufnahme über die Abgabe an die Zellen bis zur Ausatmung des Kohlendioxids dauert etwa 1 Minute. In einem ruhigen Zustand nimmt ein gesunder Mensch 6–7 Liter Luft pro Minute auf.
Die eingeatmete Sauerstoffmenge reicht für eine Sauerstoffsättigung im Blut von 96 bis 99 Prozent völlig aus, womit die Versorgung des Körpers gesichert ist. 100 Prozent wären übrigens nicht normal, weil es bedeuten würde, dass kein Sauerstoff an Gewebe und Organe abgegeben wird.

grenze. Bei unseren Energieproduzenten, den Mitochondrien, löst die vorübergehende Sauerstoffreduzierung eine Verjüngung ihres Netzwerks aus. Durch Teilung entsteht eine größere Dichte von jungen und gesunden Mitochondrien. Alte und schwache Exemplare hingegen werden vom Körper ohne negative Folgen abgebaut. Mehr und fittere Mitochondrien wirken sich wie ein Turbo auf den Stoffwechsel aus. Die Leistungsfähigkeit erhöht sich, nicht nur körperlich, sondern auch geistig, weil mehr Sauerstoff zur ATP-Produktion verwendet werden kann. Es steht mehr Energie zur Verfügung, was sich auf den Allgemeinzustand auswirkt. Die körpereigenen Schutzsysteme werden gestärkt und Alterungsprozesse verlangsamt.

Es ist natürlich nicht möglich, ohne ein Höhentraining in den Bergen oder an einem entsprechenden Therapiegerät den Sauerstoffanteil in der Atemluft zu senken. Aber es gibt eine andere Möglichkeit: Über die Veränderung der Kohlendioxidkonzentration lässt sich ein ähnlicher Effekt im Körper auslösen. Dazu muss man wissen, dass sich das Atemzentrum im Gehirn erst einmal weniger dafür interessiert, wie viel Sauerstoff in unserem Blut transportiert wird. Viel wichtiger für die Atemrezeptoren ist das Kohlendioxid.

An seinem Gehalt im Blut orientieren sie sich als Erstes. Steigt die Konzentration an, beschleunigen die Atemrezeptoren die Atmung, um das überschüssige Kohlendioxid loszuwerden. Ist sie zu niedrig, verlangsamen sie die Atemfrequenz. Das bedeutet: Wenn die Atemrezeptoren so trainiert werden, dass sie mehr Kohlendioxid im Blut tolerieren, kann über die Atmung die Sauerstoffaufnahme auf natürliche, ungefährliche Weise gesenkt und ein ähnlicher Leistungskick wie bei einem Höhentraining erreicht werden.

Info

### DAS SAUERSTOFFMANAGEMENT

Lange Zeit fragte man sich, nach welchen Regeln die 25 Billionen roten Blutkörperchen den Sauerstoff freisetzen. Wie schaffen sie es, immer am richtigen Ort, zur richtigen Zeit die Zellen mit Sauerstoff zu versorgen? Der dänische Physiologe Christian Bohr (1855–1911) ging der Sache auf den Grund. Er wusste bereits, dass Zellen Sauerstoff aufnehmen und Kohlendioxid abgeben, aber wie der Austausch stattfindet, war noch ungeklärt. Mit verschiedenen Mischungen beider Gase erforschte er, wie sich der Sauerstoff am besten von den roten Blutkörperchen löst. Bald stand fest, dass es vom Kohlendioxidgehalt abhängt. Mit dem nach ihm benannten Bohr-Effekt konnte Christian Bohr erklären, warum aktive Muskeln mehr Sauerstoff abbekommen. Sie produzieren mehr Kohlendioxid als passive Muskeln.

## KOHLENDIOXID – DER PARTNER DES SAUERSTOFFS

Für viele Menschen ist das Kohlendioxid nur ein Abfallgas, das bei der Energiegewinnung entsteht und so schnell wie möglich über die Lungen wieder ausgeschieden werden soll. Tatsächlich werden im Ruhezustand aber nur 12–15 Prozent der Kohlendioxidmenge ausgeatmet. Der Rest wird im Organismus für lebenswichtige Aufgaben zurückgehalten. Im ganzen Körper wirkt das Gas wie ein natürliches Entspannungsmittel. Es weitet Blutgefäße, entlastet Organe, beruhigt Nerven und schützt Zellen vor Beschädigung. Ohne das Kohlendioxid im Blut kann der Körper den an den roten Blutplättchen gebundenen Sauerstoff nicht

weiterverarbeiten. Deshalb ist es auch nicht der Sauerstoff, der unsere Atmung am stärksten beeinflusst, sondern das Kohlendioxid.
Je nachdem, wie tief, schnell oder langsam geatmet wird, verändert sich die Kohlendioxidkonzentration. Bei einer langsamen Atmung bleibt mehr Kohlendioxid im Körper zurück, der Säuregrad im Blut erhöht sich und der pH-Wert sinkt. Die Atemrezeptoren im Körper reagieren auf das Ungleichgewicht. Sie aktivieren den Atemantrieb, um das Kohlendioxid abzuatmen. Das Gegenteil passiert, wenn zu viel Kohlendioxid ausgeatmet wird. In diesem Fall steigt der Basenanteil im Blut und der pH-Wert erhöht sich. Es hat also nicht nur unsere Ernährung einen Einfluss auf das Säure-Basen-Gleichgewicht, sondern auch unsere Atmung. Ein ausgeglichener Säure-Basen-Haushalt ist Grundlage unseres Wohlbefindens. Ein pH-Wert von 7,35 bis 7,45 ist für fast alle Zellfunktionen optimal. Das Blut ist dann weder zu sauer noch zu basisch. Bei Abweichungen versucht der Körper, diesen Wert so gut es geht immer wieder herzustellen. Bei einer übermäßigen Atmung setzt er zum Abpuffern verschiedene Mineralien ein wie beispielsweise Magnesium, Phosphor und Kalium. Diese Maßnahmen sind jedoch nur eine Übergangslösung. Hält der Zustand über Wochen und Monate an, werden die Mineralstoffvorräte aufgebraucht. Der eintretende Mangel beeinträchtigt die Energiegewinnung in den Zellen, was sich an Muskeln, Knochen und Nerven negativ bemerkbar macht.
Für unser Wohlbefinden ist das Kohlendioxid genauso wichtig wie der Sauerstoff, wenn nicht sogar noch wichtiger. Für viele Menschen kann eine Erhöhung der Kohlendioxidkonzentration im Blut sehr förderlich sein. Sie verbessert den Sauerstofftransfer und führt zu gesünderen Atemgewohnheiten. Wie Sie später noch sehen werden, ist das Kohlendioxid der Schlüssel für mehr Leistungsfähigkeit. Seine Konzentration bestimmt, wie viel Sauerstoff die Zellen für die Energiegewinnung nutzen können, und davon hängt ab, wie fit die Muskeln und wie gesund die Organe sind.

Info

### DEN KOHLENDIOXIDGEHALT BESTIMMEN

Mit dem Atemanhaltetest (siehe Seite 10) können Sie Ihren Kohlendioxidgehalt indirekt bestimmen. Anhand der Atemanhaltedauer lässt sich der prozentuale Anteil in den Lungenbläschen einschätzen. Bei einem normalen Gasaustausch liegt er bei etwa 5,3 Prozent. Der Kohlendioxidanteil kann für einen höheren Energielevel bis auf 6,5 Prozent gesteigert werden. Bei einer Atemanhaltedauer von:

- 60 Sekunden etwa 6,5 Prozent Kohlendioxid
- 50 Sekunden etwa 6,0 Prozent Kohlendioxid
- 40 Sekunden etwa 5,5 Prozent Kohlendioxid
- 30 Sekunden etwa 5,0 Prozent Kohlendioxid (das heißt, es wird 2-mal so viel geatmet wie nötig)
- 20 Sekunden etwa 4,5 Prozent Kohlendioxid (das heißt, es wird 3-mal so viel geatmet wie nötig)
- 10 Sekunden etwa 4,0 Prozent Kohlendioxid (das heißt, es wird 6-mal so viel geatmet wie nötig)

## SCHLECHTE ATEMGEWOHNHEITEN

Wir können bewusst schneller oder langsamer atmen, tiefer oder flacher Luft holen. Die meiste Zeit verlassen wir uns bei der Tiefe und der Anzahl unserer Atemzüge vollkommen auf unseren Körper. Wir vertrauen darauf, dass die Atemrezeptoren im Körper immer wissen, wie viel Sauerstoff wir im Moment benötigen. Leider ist die traurige Wahrheit, dass viele von uns nicht nur zu viel essen, sondern auch zu viel atmen. Und Überfluss macht auf Dauer krank – in jeglicher Hinsicht.

Es ist möglich, ohne Grund 2- bis 3-mal so viel Luft wie nötig einzuatmen, ohne es zu bemerken. Beim Seufzen, Husten oder Gähnen passiert es, wie schon erwähnt, ganz unbewusst. Eine Erhöhung der Atemfrequenz und der Luftmenge ist vorübergehend kein Problem. Wenn es jedoch über einen längeren Zeitraum geschieht, wie es häufig bei chronischem Stress der Fall ist, können sich schlechte Atemgewohnheiten in unser Leben einschleichen.
Wenn ständig zu viel und zu häufig geatmet wird, passen sich die Atemrezeptoren im Körper dem Zustand an. Sie übernehmen die sogenannte Überatmung als neues Atemmuster (siehe Seite 63).
Die angeborene Fähigkeit für das richtige Maß geht verloren. Mehr Luft einzuatmen, als der Körper braucht, wird zur Normalität. Experten nennen diese Abweichung chronisches Hyperventilieren.
Übermäßiges Atmen erhöht die Sauerstoffaufnahme und gleichzeitig wird viel Kohlendioxid ausgeatmet. Im Blut ist ausreichend Sauerstoff gebunden, und trotzdem entsteht dabei ein Mangel in den Muskeln und Organen. Dieser Zustand, wenn über die Atmung zu viel Kohlendioxid verloren geht, wird als Hypokapnie bezeichnet. Der Begriff beschreibt, dass die Kohlendioxidmenge im Blut verringert ist und die Sauerstoffabgabe an die Zellen deshalb nicht optimal funktioniert.
Wie es sich anfühlt und was passiert, wenn zu schnell und zu viel Kohlendioxid ausgeatmet wird, hat jeder bestimmt schon einmal beim Aufblasen eines Luftballons oder einer Luftmatratze mit der eigenen Luft erlebt. Das häufige und tiefe Ausatmen senkt den Kohlendioxidanteil im Körper und führt bei vielen zu Schwindelgefühlen und, wenn man nicht aufhört, zur Ohnmacht.
Im Alltag versteckt sich ein von übermäßiger Atmung verursachter Kohlendioxidmangel hinter eher unauffälligen Symptomen. Zumindest am Anfang sind Beschwerden schwer zuzuordnen. Welche Veränderung eine Unterversorgung innerhalb kurzer Zeit auslösen kann, zeigt eine Studie mit Menschen, die berufsbedingt als topfit gelten:

Kampfpiloten. Sie hatten in dieser Studie nur für einen kurzen Zeitraum ihre Atmung beschleunigt. Danach verschlechterte sich die Leistungsfähigkeit einiger Teilnehmer um bis zu 30 Prozent. In einer anderen Studie konnte beobachtet werden, dass sich die Konzentrationsfähigkeit veränderte. Die Reaktionszeit der Teilnehmer verlängerte sich, zudem machten sie häufiger Fehler.

Eine Sauerstoffsättigung im Blut von bis zu 99 Prozent sagt also noch gar nichts darüber aus, wie es um die Energieversorgung bestellt ist. Ausschlaggebend ist hierfür die Sauerstoffabgabe aus den roten Blutkörperchen an die Zellen. Wenn die vorhandene Kohlendioxidmenge nicht ausreicht, wird die Abgabe behindert, und ohne die notwendige Sauerstoffmenge können Muskeln und Organe nicht so effektiv arbeiten, wie sie es eigentlich tun sollten. Dies bleibt nicht ohne Folgen. Die Blutgefäße verengen sich und die Durchblutung verschlechtert sich. Bei den meisten Menschen reichen ein paar Minuten mit falscher Atmung aus, um die Blutversorgung im gesamten Körper, einschließlich des Gehirns, zu beeinträchtigen. In einer Studie nahm der Gefäßdurchschnitt nur durch eine übermäßige Atmung bei einigen Teilnehmern um bis zu 50 Prozent ab.

An den Organen, wie beispielsweise dem Herz, kann man die Folgen der chronischen Hyperventilation gut beobachten. Es gibt einige Studien an Herzpatienten, die festgestellt haben, dass die meisten zu intensiv atmen. Sie atmeten teilweise das 2- bis 3-Fache eines normalen Atemzugvolumens. Viele Symptome von Patienten mit chronischer Herzinsuffizienz oder Herzinfarkt lassen sich auf die Atmung zurückführen. Dass sich die Beschwerden über die Atmung auch wieder rückgängig machen lassen, zeigt, welchen Einfluss sie auf unsere Herzgesundheit hat und wie wichtig es ist, sich tiefergehend mit seiner Atmung zu beschäftigen.

Info

### CHECKLISTE ATEMTECHNIK

*Es gibt ein paar eindeutige Hinweise für eine falsche Atemweise:*

- zeitweise oder kontinuierliche Atmung durch den Mund
- Mundtrockenheit während der Nacht oder am Morgen
- Schnarchen oder Atemaussetzer während des Schlafs
- deutliches Heben und Senken des Brustkorbs
- hör- und sichtbare Atmung im Ruhezustand
- Atemanhaltewert unter 20 Sekunden
- häufiges Seufzen während des ganzen Tages
- Atemwegserkrankungen, Müdigkeit, Schwindel, Halsschmerzen

## SELTENER UND FLACHER ATMEN

Yogis, buddhistische Mönche und chinesische Meister sind Vorbilder für eine flache und ruhige Atemweise. Ihre Atmung ist mühelos, sanft und rhythmisch. Ohne Anstrengung wird langsam durch die Nase und aus dem Bauch heraus geatmet. Nach jedem Atemzug wird kurz pausiert. Die perfekte Atmung ist flach und geräuschlos, für Augen und Ohren kaum wahrnehmbar.

Langsamer und flacher zu atmen, ist keine neue Erfindung. Die Meditation ist die bekannteste Form der Einflussnahme auf den Atemrhythmus. Das Sprechen von Gebeten ist eine weitere Form, die Atmung zu beruhigen. Ob Buddhismus, Taoismus oder Christentum, in vielen Kulturen und Religionen haben Gebete einen Sprechrhythmus, der zu einer Verlangsamung der Atemfrequenz führt. Das bekannteste buddhistische Mantra »Om mani padme hum« wirkt genauso wie das katholische Rosenkranzgebet. In einer italienischen Studie wurde beim Rezitieren von Gedichten und Mantas die Atemfrequenz bei den Teilnehmern gemessen. Bei der Auswertung zeigte sich eine nahezu gleiche Wirkung. Bei allen Teilnehmern reduzierte sich die Atmung auf durchschnittlich 6 Atemzüge pro Minute.

Etwa 6 Atemzüge pro Minute ist ein Maß, bei dem alle Organe optimal arbeiten können. Im Zustand der Kohärenz, wie es von Medizinern genannt wird, kommt es zu einer Synchronisierung der Abläufe im Organismus. Der Herzschlag und die Steuerung des Nervensystems sind perfekt aufeinander abgestimmt, was die Entspannungs- und Erholungsfähigkeit im Körper fördert. Eine Heilwirkung, die sich neben Gebeten und Mantras übrigens auch mit Gedichten erzielen lässt. Bei Goethe, Schiller oder Mörike sowie in Homers *Ilias* finden sich Stücke mit einem Sechser-Vermaß. Beim sogenannten Hexameter wechseln sich kurze und lange Silben ab, was auch zu einem Zusammenspiel von Atmung und Herzschlag führt.

Die 6 Atemzüge pro Minute sind als Mittelwert zu verstehen. Es gibt Menschen, bei denen die Kohärenz bei etwas weniger oder bei etwas mehr Atemzügen pro Minute einsetzt. Die perfekte Frequenz lässt sich mit Apps (siehe Seite 173) herausfinden, die die Atmung in Verbindung mit dem Herzschlag messen. Sobald das Herz beim Einatmen schneller und beim Ausatmen langsamer schlägt, ist die individuelle Atemrate gefunden. Sie dient als Anfangswert und kann durch Übung weiter reduziert werden.

Viel Geduld ist nötig, wenn man seine Atmung nur über Meditationen oder das Aufsagen von Gebeten und Gedichten langsam herunterregulieren möchte. Aber jeder sollte es einmal ausprobieren. In der heutigen Zeit des Überflusses und der Hektik ist das Sprechen eines Gebets oder Mantras auch ein gutes Mittel zur Rückbesinnung auf das Wesentliche. Deutlich schneller und einfacher geht es natürlich, mit den Trainingsprogrammen und Methoden im Praxisteil dieses Buches (ab Seite 120).

# Info

## WIE TIEF IST TIEF?

*»Erst einmal tief Luft holen« oder »Richtig durchatmen« sind beliebte Empfehlungen. Viele Stressberater ermutigen ihre Klienten, bewusst mit tiefen Atemzügen zu entspannen. Doch tief ist nicht gleich tief.*

Ob sich die Brust mehr oder weniger hebt und senkt, verändert an der Sauerstoffsättigung im Blut nichts, weil bereits normale Atemzüge für eine vollständige Anreicherung genügen. Eine Wirkung zeigt sich bei tieferen Atemzügen jedoch beim Kohlendioxidgehalt. Er sinkt, wodurch der Gasaustausch in den Zellen behindert wird und für die Energiegewinnung weniger Sauerstoff zur Verfügung steht.

Es ist kein großvolumiger Atemzug notwendig. Das Zwerchfell, der wichtigste Atemmuskel, kann schon mit einem sanften, leisen Atemzug durch die Nase die Lunge bis in den Bauchraum füllen. Tiefes Atmen, im Sinne von bis in die unteren Lungenbereiche, ist optimal – insbesondere, wenn es die Entspannungsfähigkeit betrifft.

## Die eigene Überatmung abschätzen

Mit dem Ergebnis des Atemanhaltetests kann man mit einer einfachen Formel überschlägig berechnen, wie ausgeprägt die eigene Überatmung ist: 60 Sekunden werden durch den Testwert geteilt. Das Ergebnis zeigt, um welchen Faktor die Überatmung im Vergleich zu trainierten Menschen erhöht ist.

**BEISPIEL:**

60 Sekunden ÷ 20 Sekunden (Testwert) = 3 (Faktor der Überatmung)

Das heißt also, die Atmung ist 3-mal so hoch wie bei einem gesunden und fitten Menschen.

Info

## DAS ZWERCHFELL – MEHR ALS NUR EIN ATEMMUSKEL

*Die Lunge selbst kann nicht atmen, sie hat keine Muskeln. Ihr elastisches Gewebe wird von der Atemmuskulatur »beatmet«. Etwa 80 Prozent der Atemleistung übernimmt das Zwerchfell.*

Als kuppelförmige Muskelplatte trennt das Zwerchfell den Bauchraum von der Brusthöhle. Bei der Einatmung zieht es sich zusammen, damit sich der Brustraum weitet. Entspannt es sich, kehrt die Lunge wieder in ihren Ausgangszustand zurück und die Luft entweicht. Das Ausatmen geschieht meist passiv, was normalweise vollkommen ausreicht.

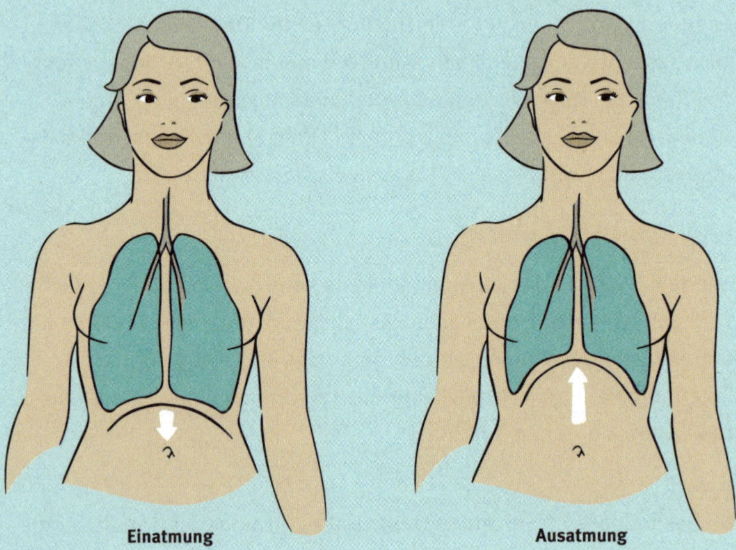


*Das Zwerchfell ist eine kuppelförmige Muskelschicht, die sich beim Einatmen nach unten und beim Ausatmen nach oben wölbt.*

Die Leistungsfähigkeit der Lunge hängt vom Zustand des Zwerchfells ab. Es bestimmt, ob die Luft nur in den Brustkorb oder bis in den Bauchraum geatmet wird. Noch nicht allzu lange ist bekannt, dass sich die Ausgestaltung und Nutzung der Lunge auf unsere Lebenszeit auswirkt. Eine amerikanische Studie kam zu dem Schluss, dass die Lungenkapazität tatsächlich die sichersten Rückschlüsse auf die Lebenserwartung erlaubt.

Das ist ein Ergebnis, das jeden zur Stärkung seines Zwerchfells motivieren sollte. Viele Menschen haben es auch bitter nötig. Denn die meisten Erwachsenen nutzen den Bewegungsspielraum des Zwerchfells von bis zu 8 Zentimetern für ihre Atmung nur in geringem Umfang aus, was sich nicht nur auf die Atemkapazität auswirkt, sondern auch auf die Stärke und Geschwindigkeit des Blutkreislaufs. Denn der Druck, den das Zwerchfell auf die Lunge ausübt, bestimmt den Transport von Sauerstoff und Abfallstoffen. Eine Kräftigung des Zwerchfells macht die Lunge nicht nur dehnbarer, sondern entlastet zusätzlich das Herz-Kreislauf-System. Das Herz muss weniger arbeiten. Kreislaufprobleme können auf diese Weise wieder verschwinden. Das erklärt, warum das Zwerchfell auch manchmal als »zweites Herz« bezeichnet wird.

Das Zwerchfell gehört zu den stärksten Muskeln im Körper. Etwa 1000-mal in der Stunde kann es sich zusammenziehen und wieder entspannen, ohne zu ermüden. Es zählt zu den unwillkürlichen Muskeln, die vom vegetativen Nervensystem gesteuert werden und die wir nicht willentlich beeinflussen können. Daher kann das Zwerchfell auch nicht direkt wie der Bizeps trainiert werden. Lediglich über die Atmung können wir darauf Einfluss nehmen.

Info

## DEN ATEMMUSKEL STÄRKEN

Für eine erste Kontaktaufnahme mit diesem besonderen Muskel gibt es unterschiedliche Möglichkeiten. Entweder man schlingt sich ein Band lose um die Taille und versucht, das Zwerchfell nur über eine Einatmung, die bis tief in den Bauchraum hineinreicht, zu spannen. Oder aber man legt sich ein schwereres Buch auf dem Bauch und verfolgt ganz bewusst die Atmung. Durch das Gewicht des Buches oder das Spannen des Bandes wird die Wahrnehmung geschult.

Das Zwerchfell zu stärken, gelingt im Liegen am einfachsten. Der Brustkorb ist entspannt und das Zwerchfell muss nicht gegen die Schwerkraft arbeiten. Mit ein paar tieferen Atemzügen wird zuerst der Brustkorb gelockert. Die Übung besteht darin, mehrmals hintereinander beim Ausatmen laut bis 10 zu zählen. Wenn nur noch ein Flüstern möglich ist, trotzdem weiterzählen, bis quasi das letzte Luftmolekül aus der Lunge gepresst wird. Das ist anstrengend. Vor allem nach einigen Wiederholungen fühlt sich der Brustkorb wie in einem zu engen Korsett an, und später kann es sogar noch zu einem Muskelkater kommen. Aber die Übung ist sehr wirksam. Sie geht auf den amerikanischen Chorleiter und Lungenspezialisten Carl Stough (1926–2000) zurück. Er verhalf Sängern an der Metropolitan Opera in New York und Emphysempatienten zu einem größeren Lungenvolumen.

Etwas leichter und unterhaltsamer ist die Nutzung eines Kazoos. Das kleine Membranofon weckt bestimmt bei vielen Kindheitserinnerungen. Nicht mit Blasen, sondern nur mit Ansingen oder Ansprechen beginnt die Membran zu schwingen. Auch hier heißt es, so lange wie möglich mit einem Atemzug durchzuhalten.

# VORTEILE DER **BAUCHATMUNG**

Die Bauchatmung ist die gesündeste Art zu atmen. Vielleicht haben Sie schon bei sich beobachtet, dass der Körper unbewusst zu dieser Form der Atmung wechselt, wenn er entspannt ist. Dieser Zustand lässt sich mit einer durchgängigen Bauchatmung Tag und Nacht beibehalten. Die Wirkung auf unser Wohlbefinden ist beachtlich. Jeder wünscht sich mehr Energie und einen besseren Schlaf. Denn dies sind die optimalen Voraussetzungen für eine stabile Gesundheit und für jegliche Unternehmungen. Ausgeruht und energiegeladen lassen sich die Herausforderungen des Alltags viel besser meistern. Stress und Hektik werden als weniger belastend empfunden. Auch auf die sportlichen Aktivitäten wirkt sich die Bauchatmung positiv aus.

Die Anatomie der Lungenflügel spricht ebenfalls für die Bauchatmung. Ihre schmale Form im Brustbereich verbreitert sich nach unten. Hinzu kommt, dass die unteren Lungenlappen auch stärker durchblutet sind als die oberen. Bei der Nasen- und Bauchatmung erreicht die Luft viel leichter die unteren Lungenpartien. Das langsamere Atmen und sanfte Heben der Bauchdecke wirkt außerdem auf den Erholungsnerv Vagus stimulierend. Er sorgt für Entspannung und schützt den Körper vor einer dauerhaften Überbelastung.

Durch die Bauchatmung verbessert sich die Durchblutung im ganzen Körper. Das Verhältnis von Sauerstoff und Kohlendioxid ist im Gleichgewicht. In den Muskeln und Organen erhöht sich die Sauerstoffzufuhr, weil ausreichend Kohlendioxid zur Verfügung steht. Das Lymphsystem wird unterstützt und die umliegenden Organe erhalten eine aktivierende Massage. Mit der Bauchatmung wird gleichzeitig auch der Beckenboden gestärkt, was insbesondere für Frauen ein willkommener Nebeneffekt ist.

## DIE ATMUNG OHNE DRUCK UMSTELLEN

Das Motto »Weniger ist mehr« trifft auf das Fasten und auf die Atmung zu. Im Gegensatz zum Fasten müssen viele Menschen erst einmal ihr Atemzugvolumen auf ein Normalmaß zurückführen, bevor sie die Vorzüge einer reduzierten Atmung für sich nutzen können.
Eine konsequente Nasenatmung ist nicht nur eine Voraussetzung, sondern auch die beste und schnellste Methode, die Häufigkeit und Tiefe der Atmung zu reduzieren. Bei kontinuierlicher Anwendung werden sich die Atemrezeptoren an die neuen Verhältnisse anpassen und beginnen, die Atemfrequenz wieder zu verlangsamen.
Veränderungen lassen sich am besten in einem entspannten Zustand umsetzen. Bei der Atmung ist eine ruhige Herangehensweise für eine Umstellung besonders wichtig. Denn sobald wir uns unter Druck setzen, erhöht sich die Atemfrequenz wie bei einer körperlichen Aktivität. Aus diesem Grund wäre es ein Fehler, sich gleich am Anfang an irgendwelchen Vorgaben zu orientieren. Die einzelnen Atemzüge zu zählen oder die Zeit zu stoppen, wie lange ein- oder ausgeatmet wird, ist nicht nur nachteilig, sondern auch überflüssig. Mit besonders langsamer und tiefer Atmung eine dauerhafte Reduzierung der Atemzüge zu erreichen, funktioniert nicht. Die Atemrezeptoren senken die Frequenz nur, wenn weniger Luft ein- und ausgeatmet wird. Nur so kann sich das Atemmuster verändern. Die Atemzüge werden kleiner und flacher, gleichzeitig geht ihre Häufigkeit zurück. Die Atemrezeptoren im Körper gewöhnen sich an den höheren Kohlendioxidgehalt im Blut und versuchen nicht mehr, das überschüssige Kohlendioxid loszuwerden. Sobald sich die Atemfrequenz pro Minute dem Normbereich nähert, wird sich der Wert aus dem Atemanhaltetest automatisch verbessern.
Eine gute Möglichkeit, die eigene Atmung live wahrzunehmen, bietet die Smartphone-App VaYou. Sie wandelt die Atmung in Klänge um,

wie beispielsweise in Naturgeräusche wie Regen, Feuerknistern, Wellen- und Windrauschen oder in typische Meditationssounds. Auf jedes Einatmen und Ausatmen erfolgt eine akustische Rückmeldung in unterschiedlicher Lautstärke. Bei einigen Klangmodulationen variiert die Tonhöhe, je mehr Atmung und Herzschlag in Einklang sind. Abhängig vom Klanggeschehen ist es in der Atempause entweder still oder sie ist mit Lauten unterlegt wie etwa Klingeln oder Zirpen. Für die Anwendung wird das Smartphone zur Messung von Atmung und Puls im Liegen auf den Bauch gelegt oder im Sitzen in den Hosenbund gesteckt. Jetzt kann man sich entweder vollkommen frei dem eigenen Atemfluss hingeben oder eine geführte Atmung (Pacing) einstellen. Für eine bessere Selbstwahrnehmung und einen höheren Entspannungseffekt empfiehlt sich, die Atmung ohne Regulierungen einfach frei fließen zu lassen. Bei akuten Stresssituationen oder Angstzuständen hilft eine geführte Atmung, leichter zur Ruhe zu kommen. Mindestens 2- bis 3-mal pro Woche sollte VaYou für 10 Minuten angewendet werden. Bei regelmäßiger Anwendung verändert sich das Atemmuster nach 2–3 Wochen. Die Ruheatmung wird ausgeglichener und verlangsamt sich schließlich. Die Auswertungsfunktion der App liefert nach jeder Anwendung Informationen zur Atem- und Herzfrequenz sowie zum Verhältnis von Ein- und Ausatmung.

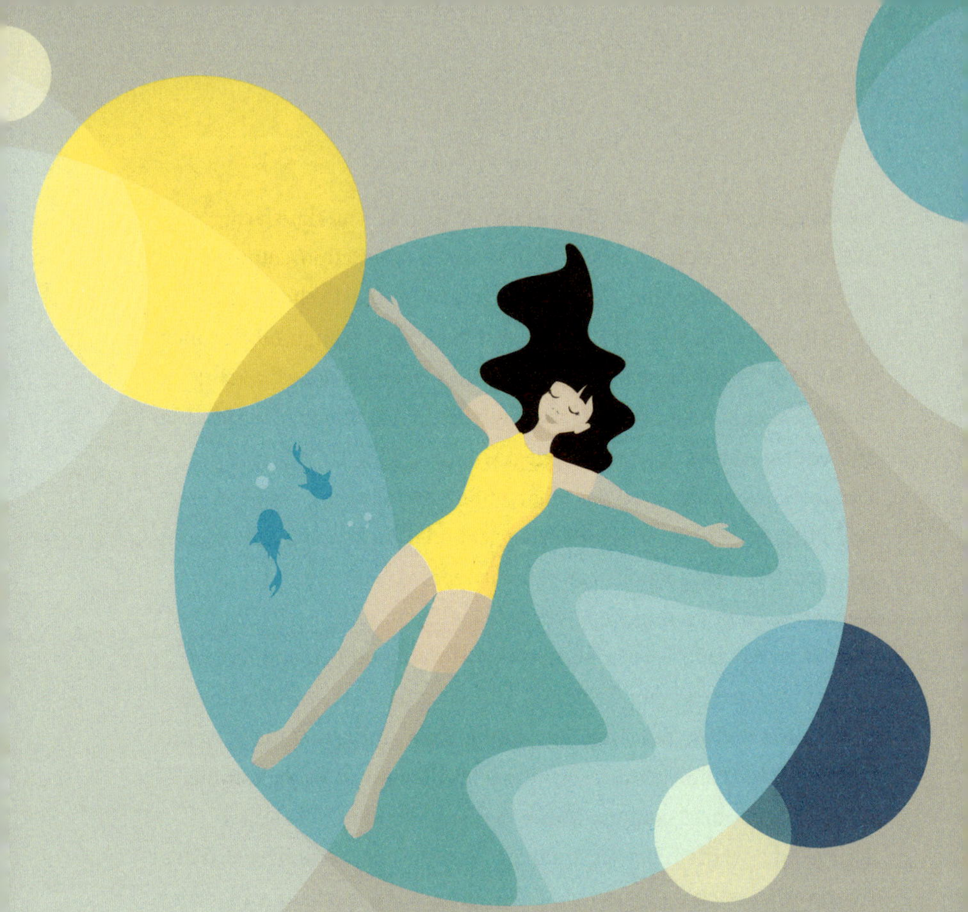

5

# Atmen und entspannen

*Die Atmung versorgt den Körper mit Sauerstoff, aber sie kann noch mehr bewirken. Schon mit einem einzigen Atemzug lässt sich ein ganzes Erholungsprogramm in Gang setzen.*

Bewusst langsamer oder schneller atmen zu können, ist eine Besonderheit. Die Atmung ist die einzige unbewusste Körperfunktion, die wir selbst steuern können. Bei den anderen Organen und Vorgängen im Körper besteht diese Möglichkeit nicht. Die Tätigkeit von Darm, Leber oder Nieren beispielsweise können wir weder beschleunigen noch verlangsamen. Sie entziehen sich unserem willentlichen Einfluss. Was wir aber nutzen können, um auf die Vorgänge in unserem Körper Einfluss zu nehmen, ist unsere Atmung. Über die Art und Weise, wie wir atmen, können wir auf unser vegetatives Nervensystem einwirken. Über seine beiden Anteile Sympathikus und Parasympathikus steuert es die Energieversorgung im Körper.

Es wäre für uns zu zeit- und kräfteraubend, wenn wir uns selbst um lebenswichtige Funktionen im Körper kümmern müssten. Das vegetative Nervensystem übernimmt diese Aufgabe für uns, ohne dass wir etwas davon mitbekommen. Vollkommen selbstständig steuert es beispielsweise Atmung, Herzschlag und Verdauung. Für die Steuerung nutzt es überwiegend Sympathikus und Parasympathikus. Diese sind über ihre Nervenfasern mit fast allen Organen verbunden.

In einem gesunden Körper sind beide Anteile des vegetativen Nervensystems gleichermaßen aktiv. Einmal übernimmt der Sympathikus die Führung, ein andermal der Parasympathikus – das kann oft und schnell wechseln. Sie begleiten uns durch Tag und Nacht. Darüber hinaus können wir sie in besonderen Situationen nutzen, wie beispielsweise bei sportlichen oder beruflichen Herausforderungen, wenn mehr Leistung erforderlich ist und der Körper einen Energieschub braucht. Dann wird der Sympathikus vermehrt aktiv. Er mobilisiert die Kraftreserven und bringt den Körper auf Touren. Im Anschluss ist es der Parasympathikus, der den Körper wieder zur Ruhe kommen lässt. Für die Bewältigung der Belastungen fördert er diejenigen Prozesse im Körper, die die Regeneration beschleunigen und die Kraftspeicher wieder auffüllen.

## DER EINFLUSS DER ATMUNG

Die Wirkung der Atmung auf das vegetative Nervensystem lässt sich bei jedem Atemzug beobachten. Am leichtesten ist sie am Herzschlag erkennbar. Beim Einatmen schlägt das Herz etwas schneller und beim Ausatmen wieder etwas langsamer. Mediziner nennen diese Veränderungen der Häufigkeit des Herzschlags in Verbindung mit dem Atem respiratorische Sinusarrhythmie (RSA). Dies kann als eine atemabhängige Veränderung des Herzrhythmus verstanden werden. Es hat nichts mit einer krankhaften Herzrhythmusstörung zu tun. Wenn die Herzrhythmusänderung von der Atmung ausgelöst wird, ist es eine ganz natürliche Reaktion.

Info

### ENTSPANNUNG SICHTBAR MACHEN

Für gestresste Menschen ist es oft nicht einfach, deutlich zu spüren, ob ihre Entspannungsübungen auch richtig wirken. Die Biofeedback-Methode kann ihnen dabei helfen. Für die Anwendung gibt es Einzelgeräte, leicht zu bedienende Apps oder Computerprogramme mit Spielecharakter. Bei allen Produkten wird während einer Atemübung die Höhe des Entspannungseffekts anhand des Herzschlags über einen Gerätesensor, Finger- oder Ohrclip gemessen – und bildlich dargestellt. Der Atemrhythmus wird vorgegeben, was den Einstieg erleichtert. So kann man sich schneller auf die Übung einlassen. Schon während der Übung kann auf dem Biofeedback-Gerät beobachtet werden, wie gut das Entspannen gelingt.

Man könnte nun vermuten, dass der Sympathikus die Herzfrequenz beschleunigt und der Parasympathikus sie wieder verlangsamt und beide gleichermaßen an dem Vorgang beteiligt sind. Für den raschen Wechsel des Herzschlags ist in erster Linie der Parasympathikus verantwortlich. Er kann viel schneller regulieren als der Sympathikus. Die parasympathischen Nervenbahnen leiten einen Anpassungsimpuls rasch und mit geringer Verzögerung weiter. Innerhalb von einer halben Sekunde erfolgt schon eine Reaktion. Diese Schnelligkeit erklärt, warum sich der Herzschlag innerhalb von einem Atemzug zum nächsten verändern lässt. Fast genauso schnell, innerhalb von einer Sekunde, kann der Parasympathikus seinen Einfluss auch wieder zurücknehmen. Bei der Steuerung des Herzschlags übernimmt er die führende Rolle.

## DER RUHENERV VAGUS

Die Verbindung zwischen Atmung und Parasympathikus ist der Vagusnerv. Er ist der wichtigste Nerv des Parasympathikus. Seine Fasern mit vielen Verzweigungen erstrecken sich über den ganzen Körper. Um Herz, Lunge und große Teile des Bauchraums bildet er Nervengeflechte. Sein weites Netzwerk macht den Vagusnerv zum Vermittler zwischen Lunge, Herz, Darm und Gehirn.

Für die Rolle des Vermittlers bringt der Vagusnerv eine besondere Eigenschaft mit. Er übermittelt nicht nur Signale vom Gehirn an die Organe, sondern meldet auch Zustände von den Organen an das Gehirn. Bestimmt haben Sie schon einmal den Begriff »Bauchgehirn« gehört. Der Vagusnerv ermöglicht den Austausch zwischen den 100 Millionen Nerven des Verdauungstrakts mit den 100 Milliarden Nervenzellen des Nervensystems. Ein ähnliches Nervengeflecht umgibt das Herz. Auch wenn Sie vermutlich noch nie etwas von einem Lungengehirn gehört haben, es besteht eine vergleichbare Verbindung zwischen der Lunge und dem Vagusnerv.

Das parasympathische Lungengeflecht (Lungenplexus) wird über den Vagusnerv gesteuert. Es bestimmt die Atemtiefe und Atemfrequenz. Je nachdem, wie wir atmen, bekommt es der Vagusnerv über die Ausdehnung der Lunge und die Bewegung des Zwerchfells live mit. Da es für das Atemzentrum wichtiger ist, wie die Atmung stattfindet, leiten 80 Prozent der Nervenfasern des Vagus Informationen zum Gehirn hin und nur 20 Prozent dienen der Übermittlung vom Gehirn weg.

Info

## DEN VAGUSNERV ANREGEN

*Der Vagusnerv erfreut sich seit einiger Zeit großer Beliebtheit, weil er sich wegen seines großen Einflussgebiets einfach stimulieren lässt.*

› **AUGENPRESSUR:** Mit beiden Handballen sanften Druck etwas seitlich auf die geschlossenen Augen ausüben. Damit wird das Ziliarganglion hinter dem Augapfel angeregt, das parasympathische Nervenfasern durchlaufen.

› **OHRMASSAGE:** Die knorpelige Erhebung (Tragus) vor dem Eingang des Gehörgangs zwischen Daumen und Zeigefinger massieren. Stimuliert wird der Vagusnerv über den Ohrast (Ramus auricularis).

› **ZUNGENSTRETCHING:** Die Zunge nach oben einrollen und gegen den Gaumen drücken. Die Entspannung wird von den parasympathischen Fasern des Zungenkehlkopfnervs ausgelöst.

› **GURGELN UND SUMMEN:** Einen Schluck Wasser gurgeln oder leichte Vibrationen durch Summen erzeugen. Die Wirkung auf den Vagusnerv erfolgt über die Rachen- und Kehlkopfmuskulatur.

Bei einer ausgeglichenen und ruhigen Atmung kann der Vagusnerv beim Ausatmen immer einen Entspannungsimpuls setzen. Mit jedem Atemzug wird ein bisschen Belastung ab- und Erholung aufgebaut. Wenn sich allerdings das Zwerchfell bei der Einatmung nicht absenkt, weil zu schnell und nicht bis in die unteren Lungenpartien geatmet wird, dann ist die wohltuende Wirkung geringer oder sie bleibt ganz aus. Das Aktivitätsverhältnis zwischen Sympathikus und Parasympathikus verschiebt sich. Die Dominanz des Sympathikus setzt den Körper unter Druck.

## GUTER UND BÖSER STRESS

Anstrengungen, Druck und Stress sind für den Moment unangenehm, aber für den Körper sind es wichtige Reize. Bei ihm lösen Belastungen eine natürliche Reaktion aus, die er zum Überleben braucht. Unter dem Einfluss des Sympathikus setzt er Energie frei, die seine Leistungsfähigkeit fördert und Erfolge herbeiführt. Jeder kennt diesen Zusammenhang aus dem Sport. Nur durch eine regelmäßige Forderung lässt sich die Leistung steigern, aber natürlich nicht ständig. Und hier beginnt das Dilemma unserer Leistungsgesellschaft.

Stress gehört zum Leben dazu. Im Alltag ist es jedoch für viele Menschen eine Herausforderung, das richtige Maß zwischen Anspannung und Entspannung zu finden. Unseren Vorfahren sicherte der Sympathikus das Überleben. Heute ist seine Aktivität mit vielen gesundheitlichen Risiken verbunden. Schuld daran hat nicht der Sympathikus, sondern wir selbst. Denn die meisten haben verlernt, mit dem genialen Energiemanagement des Körpers richtig umzugehen.

Bei Stress setzt der Sympathikus eine Kettenreaktion in Gang. Stresshormone werden ausgeschüttet, um den Körper blitzschnell in die Lage zu versetzen, besondere Anstrengungen oder Herausforderungen zu meistern. Die Gefäße verengen sich, das Herz schlägt schneller, die

Atemfrequenz erhöht sich, Blutdruck und Blutzucker steigen an. Die verbesserte Durchblutung sichert die Versorgung der wichtigen Organe. Wenn die Belastung länger anhält und es vom Parasympathikus zu keiner Gegenregulation kommt, entwickelt sich der Leistungsbringer Sympathikus zu einem Risikofaktor. Nach 24 Stunden wird die erhöhte Atemfrequenz für den Körper schon zu einer schlechten Gewohnheit. Vor ein paar Jahren dachte man noch, dass allein die gesteigerte Aktivität des Sympathikus das Risiko für Krankheiten wie beispielsweise Diabetes, Herz-Kreislauf-Erkrankungen, Bluthochdruck und Stresskrankheiten erhöht. Mittlerweile hat man erkannt, dass es auch die fehlende Schutzwirkung des Parasympathikus ist, die das Risiko für stressbedingte Krankheiten in die Höhe treibt.

## SO, WIE WIR ATMEN, LEBEN WIR

Unserer Atmung reagiert auf alles, was wir erleben. Wenn wir mit liebenswerten Menschen zusammensitzen, Stress im Beruf haben, eine gute Nachricht erhalten, uns Sorgen um die Familie machen, uns über eine Gehaltserhöhung freuen oder Ärger mit Kollegen haben – egal, was in unserem Leben passiert, der Atemrhythmus verändert sich. Die Atmung passt sich also nicht nur an die körperlichen Aktivitäten an, sondern auch an alles, was wir fühlen und denken.

Wichtig ist, dass nach Aufregung, Stress und Hektik wieder der Wechsel in ein ruhigeres Atemmuster stattfindet. Sobald die Atemzüge gut reguliert und regelmäßig sind, kann der Körper seine Energiereserven wieder auffüllen. Die wiederhergestellte Balance zwischen Sympathikus und Parasympathikus wirkt sich über die Organe bis in jede einzelne Zelle des Körpers aus.

Mit der Technik des kohärenten Atmens kann der Herzschlag mit anderen Körperfunktionen in Einklang gebracht werden. Hinter der kohärenten Atmung steckt die Synchronisierung von Atmung und

## Info

### ZURÜCK ZUR ENTSPANNTEN ATMUNG

- **OHNE ANSTRENGUNG:** Der Atem soll ohne Zwang und Anstrengung in den Körper ein- und ausfließen.
- **IMMER NATÜRLICH:** Der eigene Atemrhythmus hat den größten Entspannungseffekt.
- **AN EINE WELLE DENKEN:** Das Bild einer Meereswelle hilft, den richtigen Rhythmus zu finden.
- **LÄNGER AUSATMEN:** Kürzer einzuatmen und länger auszuatmen, führt zur Entspannung.
- **NASEN-MUND-ATMUNG:** Für Anfänger ist es vielleicht leichter, durch die Nase einzuatmen und durch den Mund auszuatmen.
- **PAUSE WAHRNEHMEN:** Die kleine Pause zwischen den Atemzügen gehört zum natürlichen Rhythmus.
- **BIS IN DEN BAUCH:** Beim tiefen und langsamen Einatmen hebt sich die Bauchdecke an.
- **NICHT VERSPANNEN:** Die Nackenpartie bleibt locker, die Schultern immer unten halten.
- **KEIN STRESS:** Atemvorgaben dienen nur als Orientierung – entweder anpassen oder ignorieren.

Herzschlag im Ruhezustand. Sind Atmung und Herzfrequenzschwankungen in gewissem Maße synchron, findet ein Ausgleich zwischen Sympathikus und Parasympathikus statt. Zu dieser Wirkung gibt es viele Studien mit hochgradig gestressten Menschen wie Kriegsvetera-

nen, Polizisten und Kampfpiloten, aber auch mit unkonzentrierten Studenten und Herzpatienten. Die positiven Ergebnisse zeigen, welchen Nutzen eine regelmäßige Anwendung im Alltag hat. Sie trainiert die Fähigkeit, zwischen dem Hochleistungsprogramm des Sympathikus in das Erholungsprogramm des Parasympathikus zu wechseln.
Die Wirkung des kohärenten Atmens im Alltag zu nutzen, verlangt Übung. Weil das Zusammenspiel von Sympathikus und Parasympathikus komplex und auch sehr individuell ist, sollten sich Einsteiger den empfohlenen Atemvorgaben langsam annähern.

## ATEMÜBUNGEN FÜR DEN ALLTAG

6 Atemzüge pro Minute ist eine Empfehlung, die als Orientierung dienen kann. Für die Umsetzung würde es bedeuten, dass die Ein- und Ausatmung etwa 10 Sekunden dauern. Unter Fachleuten gilt, dass bei der kohärenten Atmung nicht maximal ein- und ausgeatmet werden sollte. Das Zwerchfell nutzt also nicht seinen kompletten Bewegungsspielraum, sondern nur etwa die Hälfte davon.
Viel leichter und auch entspannender ist es, wenn die Einatmung etwas kürzer und Ausatmung länger ist. Diese Atemtechnik eignet sich zur Stressbewältigung. Durch die verlängerte Ausatmung wird der Sympathikus ausgebremst und der Parasympathikus bekommt mehr Einfluss. Das symmetrische Atemmuster der kohärenten Atmung kann bei der stressreduzierenden Atmung auf 3 Sekunden Einatmung und 6 Sekunden Ausatmung angepasst werden. Bei diesem Atemrhythmus wird die respiratorische Sinusarrhythmie (RSA) angeregt. Regelmäßiges Training senkt langfristig die Atemfrequenz. 6 Atemzüge pro Minute und weniger können im entspannten Zustand erreicht werden. Das ist das beste Mittel gegen die Auswirkungen von Anspannung und Stress. Anhand der Herzratenvariabilität lässt sich die bessere Entspannungsfähigkeit messen.

## Info

### ÜBER DIE ATMUNG ERHOLEN

- **DER ERHOLUNGSNERV WIRKT:** Über die Atmung kann der Erholungs- und Entspannungsnerv Parasympathikus besser wirken. Er unterstützt den Körper bei der Schaffung neuer Energiereserven.
- **DAS HERZ SCHLÄGT LANGSAMER:** Verlangsamt sich der Herzschlag, spart der Körper Energie. Die Blutgefäße werden weit, die Muskeln locker, der Blutdruck sinkt. Die gesamte Durchblutung verbessert sich.
- **KOHLENDIOXID BERUHIGT:** Wird der Kohlendioxidgehalt erhöht, kann sich der Körper entspannen. Das Gedankenkarussell wird gestoppt. Eine höhere Produktivität und Kreativität sind der Lohn.
- **MEHR SAUERSTOFF VERFÜGBAR:** Kann mehr Sauerstoff genutzt werden, hat der Körper mehr Energie zur Verfügung. Der Stoffwechsel der Zellen wird angekurbelt. Alle Körpersysteme arbeiten besser.
- **STEIGERUNG DER KONZENTRATION:** Das Gehirn wird besser mit Sauerstoff versorgt und die geistige Leistungsfähigkeit gesteigert.
- **WENIGER STRESSHORMONE:** Die Konzentration von Cortisol und Adrenalin nimmt ab, das Immunsystem wird unterstützt, der Körper kann sich leichter erholen. Anforderungen im Beruf und Probleme im Privatleben können leichter und schneller bewältigt werden.
- **WENIGER SCHMERZEN:** Die Produktion von körpereigenen Opiaten wird angeregt. Sie lindern Schmerzen, Ängste und Depressionen.
- **AUSGEGLICHENER PH-WERT:** Stimmt der Austausch von Sauerstoff und Kohlendioxid, ist auch der Säure-Basen-Haushalt im Gleichgewicht.
- **POSITIVE GEDANKEN:** Die Anfälligkeit für Sorgen sinkt. Die Grundstimmung ist weniger negativ, eher ausgeglichen bis positiv.

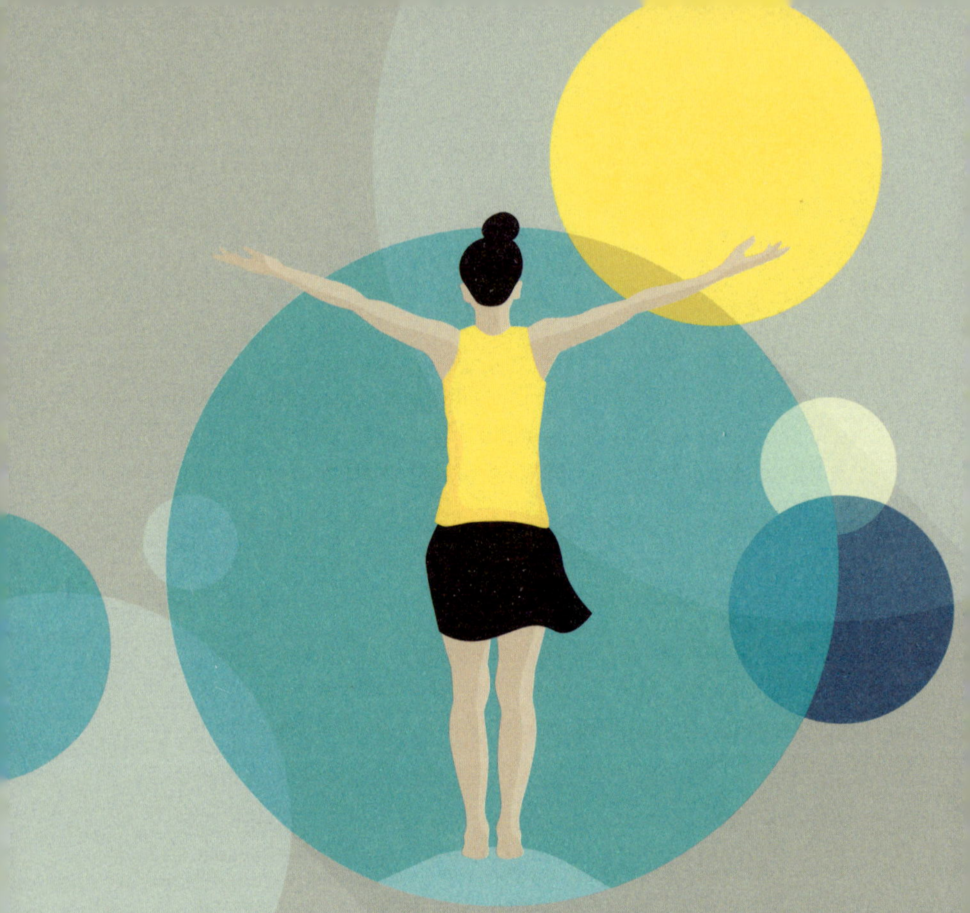

# 6 Mehr Energie durch Mangel

*Weniger Sauerstoff einzuatmen, hört sich im ersten Moment nicht gesund an. Aber bei richtiger Dosierung führt das zu einem Energiekick für den Körper.*

Spricht man über Höhentraining, hat jeder sofort das Bild von Spitzensportlern vor Augen, die ihr Training in die Berge verlegen. Ganz anders sieht es aus, wenn die Rede von einem Hypoxietraining ist. Darunter können sich die meisten Menschen erst einmal nichts vorstellen. Dass Höhentraining nur eine schönere Beschreibung für Hypoxietraining ist, wissen viele nicht. Beide Male muss der Körper vorübergehend mit einem Sauerstoffmangel auskommen. Und beides sind gängige Trainingsmethoden, nicht nur für Sportler.

Es ist nachvollziehbar, dass viele Menschen Bedenken haben, wenn sie das erste Mal mit dieser Trainingsform in Kontakt kommen. Vor allem, wenn es nicht in die Berge geht, sondern eine Maschine für die dünne Luft sorgen soll. Vielleicht ist der Zusammenhang nicht ganz klar, aber unser Körper ist es gewöhnt, vorübergehend mit weniger Sauerstoff auszukommen.

Hypoxie tritt ein, wenn Sie sich körperlich anstrengen müssen, außer Atem kommen, vielleicht ein bisschen ins Schwitzen geraten und spüren, wie Ihr Herz schlägt. Je nachdem, wie fit Sie sind, kann das zum Beispiel der Fall sein, wenn der Fahrstuhl ausfällt, beim Sprint zum Bus oder bei sportlichen Aktivitäten. Auch bei einem Ausflug in die Berge tritt irgendwann eine Hypoxie ein – auch wenn Sie sich nicht zusätzlich bewegen. Ab einer gewissen Höhe wird sie vom nachlassenden Luftdruck im Körper ausgelöst.

In unserer Vorstellung mag es beunruhigend sein, bewusst weniger Sauerstoff einzuatmen, für unseren Körper macht das erst einmal keinen Unterschied. Seine Reaktion ist immer dieselbe: Egal, ob Sie einen Sprint zum Bus hinlegen, sich in den Bergen aufhalten oder sauerstoffreduzierte Luft über ein Gerät einatmen, er startet seine Schutzmaßnahmen, ohne dass Sie etwas unternehmen müssen, und es geschieht schneller, als Sie denken. Schon beim Verlassen der Seilbahn, während Sie noch mit der schönen Aussicht beschäftigt sind, weiß Ihr Körper bereits, ob er reagieren muss oder nicht.

Info

### BERGLUFT ODER LIEBER HYPOXIETRAINING?

Was die Wirkung betrifft, macht der Körper keine Unterschiede zwischen Höhenluft oder behandelter Luft – solange die Dosis stimmt. Ein Aufenthalt in den Bergen ist natürlich viel schöner, als mit einem Gerät verbunden zu sein. Allerdings werden die Atemzüge ab einer gewissen Höhe automatisch häufiger und tiefer, was dann dazu führt, dass zu viel nützliches Kohlendioxid ausgeatmet wird. Selbstverständlich kann es auch bei einem Training mit einem Hypoxiegerät passieren, dass zu intensiv geatmet wird. Für die beste Wirkung ist auch hier eine flache Nasenatmung wichtig.

Bei der Dosierung sind die Hypoxiegeräte klar im Vorteil. In den Bergen die optimale Sauerstoffreduzierung einzustellen, gestaltet sich schwierig. Wie sensibel jemand auf die Sauerstoffreduzierung reagiert, lässt sich nämlich nicht voraussagen. Es gibt Menschen, die besser mit veränderten Luftverhältnissen umgehen können als andere. Von der körperlichen Fitness hängt es nicht immer ab.

Hypoxiegeräte bieten den Vorteil, dass sich mit ihnen die Sauerstoffreduzierung exakt auf die Bedürfnisse des Anwenders einstellen lässt. Der Sauerstoffanteil in der Atemluft wird lediglich um ein paar Prozent reduziert. Statt mit dem normalen Sauerstoffanteil von 20,9 Prozent wird beispielsweise nur mit einem Anteil von 14 Prozent trainiert, was in etwa den Verhältnissen auf der Zugspitze entspricht.

Mithilfe von Einstufungstests kann vor der Behandlung genau bestimmt werden, welche Reduzierung am wirkungsvollsten für den Anwender ist. Auch Menschen mit einer schwachen Konstitution oder chronischen Erkrankungen haben so die Chance, ihre Gesundheit nachhaltig zu verbessern.

# WENN DIE LUFT DÜNNER WIRD

Normalerweise ist unser Blut mit 96–98 Prozent Sauerstoff gesättigt. Fällt der Wert darunter, wird es innerhalb von Sekunden von unserem Körper bemerkt. Kleine Meldestellen in der Gefäßwand der Halsschlagader und im Aortenbogen am Herz prüfen ständig, wie viele Sauerstoffmoleküle von den Lungenbläschen in den Blutstrom übergehen. Registrieren sie einen Abfall, melden sie dies sofort an das Atemzentrum im Gehirn weiter. Bereits nach zwei Herzschlägen beginnt der Körper mit seinen Gegenmaßnahmen.

Am Anfang versucht der Körper, nur den Sauerstoffmangel auszugleichen. Die Atmung wird häufiger und tiefer. Das Herz schlägt schneller, aber nicht kräftiger. Allein durch die Steigerung des Herzschlags kann bis zu 20 Prozent mehr Blut durch unseren Körper gepumpt werden. Als Sofortmaßnahme werden die Depots der roten Blutkörperchen in der Milz und im Knochenmark geleert, um wirklich jedes Sauerstoffmolekül im Blut binden zu können. Die Gefäße weiten sich, was zusätzlich dabei hilft, dass mehr Blut durch die Adern fließen kann.

Die gesteigerte Durchblutung dient vor allem dazu, die Sauerstoffversorgung von wichtigen Organen wie Gehirn, Herz, Leber und Nieren sicherzustellen.

Parallel zu diesen Sofortmaßnahmen startet der Körper ein ganzes Schutzprogramm. In erster Linie soll es ihn vor Schäden bewahren und die Energieproduktion sichern. Aus zahlreichen Studien ist mittlerweile allerdings bekannt, dass die Hypoxiewirkung weit über die Vermehrung der roten Blutkörperchen hinausgeht. Durch den Reiz werden sowohl Anpassungsprozesse ausgelöst als auch Alterungsprozesse verlangsamt. Außerdem wird die Widerstandsfähigkeit des Körpers gegen Krankheiten gestärkt.

## HYPOXIE – ANERKANNT UND WIRKUNGSVOLL

Die wissenschaftlichen Erkenntnisse der letzten 10 Jahre haben die Hypoxiebehandlung zu einer anerkannten Therapieform gemacht. Bei der wissenschaftlichen Datenbank PubMed gibt es 6860 Einträge zur trainierenden Wirkung der Hypoxie. Schon lange kommen die Studien nicht mehr nur aus Russland oder aus der Ukraine. Auch in Amerika, Australien, China und Europa wird mittlerweile viel zur Hypoxiewirkung geforscht.

Bei immer mehr Beschwerden und Krankheiten kann das Hypoxietraining helfen. Einige Volkskrankheiten gehören dazu, wie beispielsweise koronare Herzkrankheiten, Bluthochdruck, Stoffwechselstörungen (zum Beispiel Diabetes-Typ-2), Alzheimer und Parkinson. Eine Erleichterung ihrer Beschwerden erfahren Asthma- und COPD-Patienten. Jungen Familien hilft die Hypoxie bei der Familienplanung. Aber auch bei Lifestyle-Sünden, wie etwa zu viel Stress, Übergewicht und natürlich bei Problemen mit dem Schlaf, mehren sich die Kenntnisse. Selbst eine Neigung zu Fettleibigkeit oder ein Risiko für Herz-Kreislauf-Erkrankungen lässt sich mit einem Hypoxietraining deutlich entschärfen.

Wie kann die Hypoxie in so vielen Bereichen des Körpers wirksam sein? Nachvollziehbar wird das, wenn man sich vorstellt, dass der Einfluss der Hypoxie bis in den Zellkern reicht. Denn sobald der Sauerstoff in den Zellen und Geweben knapp wird, beginnt der Hypoxiefaktor HIF aktiv zu werden. Diese Abkürzung steht für *Hypoxia-Inducible Factor*, was auf Deutsch Hypoxie-induzierter Faktor bedeutet. Er ist dafür zuständig, den Organismus langfristig daran zu gewöhnen, dass weniger Sauerstoff in der Atemluft vorhanden ist. Ihm ist es zu verdanken, dass sich der Körper an die veränderten Luftverhältnisse in den Bergen anpassen kann.

## DIE WIRKUNG AUF DEN KÖRPER

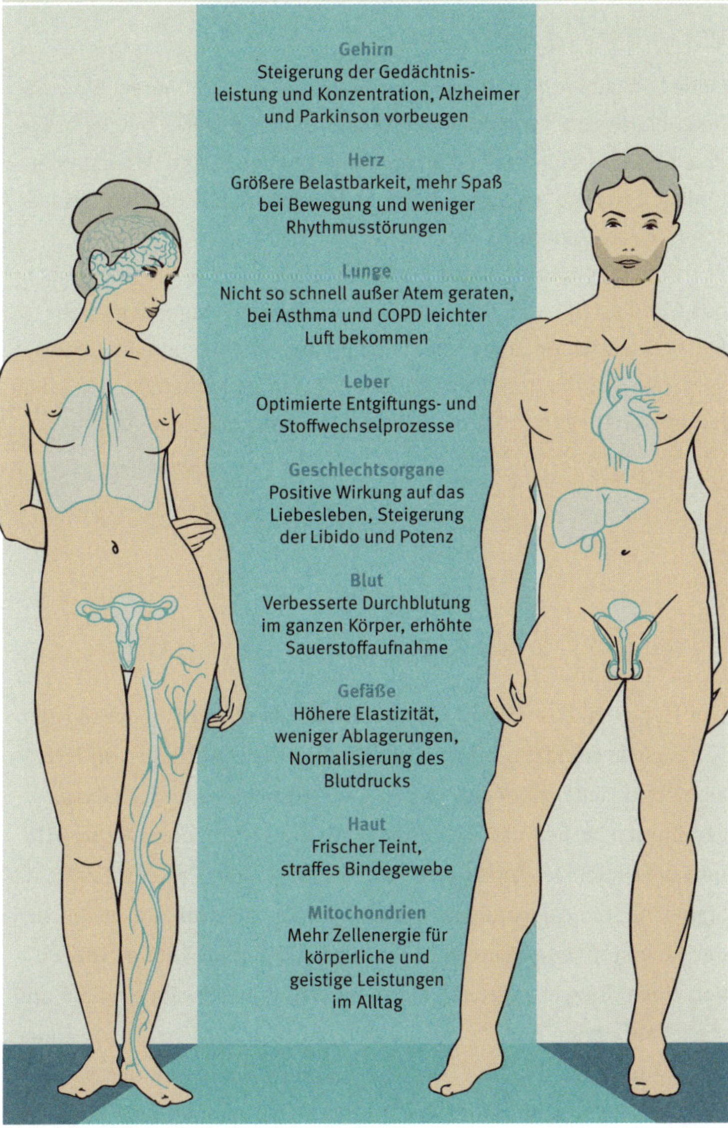

Info

### WAS NICHT UMBRINGT, MACHT HÄRTER

Ohne Luft zum Atmen überlebt ein Mensch keine 7 Minuten. Ein vorübergehender und wohldosierter Sauerstoffmangel wirkt hingegen wie eine Aufforderung für den Körper, seine Leistungs- und Widerstandsfähigkeit zu erhöhen, um sich vor weiteren Mangelsituationen besser schützen zu können.

Es erscheint paradox, aber schon Paracelsus wusste: Die Dosis macht das Gift. Fastenkuren, Gifte und Sauerstoffmangel können großen Schaden anrichten, aber richtig dosiert auch die Gesundheit verbessern. Der Begriff »Hormesis« steht für diesen Umkehreffekt. Die Zellen lernen den Umgang mit dem »Gift«. Sie entwickeln einen Abwehrmechanismus und steigern so unsere Widerstandsfähigkeit.

## STÄRKER DANK HYPOXIEFAKTOR

Der Hypoxiefaktor HIF ist ein kleinmolekulares Protein, das in jeder Körperzelle ständig gebildet wird. Häufig ist nur die Rede von HIF-1-alpha und vielleicht noch von den Untereinheiten 2 und 3. Genau genommen besteht das HIF-Protein aus zwei Elementen: Alpha-HIF und Beta-HIF. Der Alpha-HIF-Anteil aktiviert das Protein. Er gibt das Signal, um die Anpassungsprozesse in Gang zu setzen. Bei ausreichender Sauerstoffversorgung wird der Alpha-HIF-Anteil sofort wieder von einem Enzym abgebaut. Der Beta-HIF-Anteil bleibt erhalten und wartet auf seinen Einsatz. Sobald sich etwas an der Versorgung ändert, also weniger Sauerstoff in der Zelle ankommt, kann sich der Alpha-HIF-Anteil anreichern und sich mit Beta-HIF vereinen. Als Einheit lösen sie im Zellkern eine Reihe von Genaktivitäten aus, die alle dazu führen, dass der Körper seine Energieproduktion auch mit weniger Sauerstoff aufrechterhalten kann. Professor Gregg Semenza, der Entdecker des HIF und Nobelpreisträger 2019 für Medizin, geht von über 1500 Genen aus, die direkt oder indirekt von dem Hypoxiefaktor beeinflusst werden. Es ist davon auszugehen, dass in Zukunft noch mehr Gene bekannt werden.

Die Wirkung des Hypoxiefaktors HIF zielt darauf ab, die Versorgung mit Sauerstoff und dessen Nutzung, also die Energiebereitstellung im gesamten Körper, zu verbessern. Unter seinem Einfluss bilden sich aus den Stammzellen im Knochenmark neue rote Blutkörperchen. Das körpereigene Hormon Erythropoetin (kurz EPO genannt) fördert ihre Entwicklung. Es wird in der Niere und Leber gebildet und ist wohl die bekannteste Folge eines vorübergehenden Sauerstoffmangels.

Lange Zeit dachte man, dass die Bildung des Erythropoetins nur zur Vermehrung der roten Blutkörperchen dient. Mittlerweile haben sich Wissenschaftler die Substanz, die vor ein paar Jahren noch für Dopingskandale sorgte, etwas genauer angeschaut und festgestellt, dass sie auch vor schlimmen Krankheiten schützt. Es laufen Untersuchungen zu Alzheimer und Parkinson sowie zur Regeneration nach einem Schlaganfall. Es gibt Hinweise, dass Erythropoetin Menschen auch vor einem tödlichen Infektionsverlauf, wie beispielsweise einer Coronainfektion, bewahren kann. All das macht das Hypoxietraining für die Medizin immer interessanter, weil es die Bildung von Erythropoetin künstlich erhöhen kann.

Nach diesem kleinen Ausflug in die aktuelle Forschung lassen Sie uns nun weiterschauen, wie der Hypoxiefaktor HIF die Sauerstoffaufnahme aus der Lunge bis zu seiner Übergabe an die Mitochondrien optimiert. Und natürlich, welchen gesundheitlichen Nutzen Sie davon haben.

Die vielen neu gebildeten roten Blutkörperchen können mehr Sauerstoffmoleküle transportieren, weil sich durch die Hypoxie auch mehr

Lungenbläschen an dem Gasaustausch beteiligen. Einen Grund zur Sorge, dass es in den Gefäßen eng werden könnte, gibt es nicht. Denn im gesamten Gefäßnetzwerk wird Stickstoffmonoxid freigesetzt. Das bedeutet, dass durch die Aktivität des Hypoxiefaktors vorübergehend viel größere Mengen an Stickstoffmonoxid für die Gefäßgesundheit genutzt werden können als bei der Nasenatmung. Zur Verbesserung der Durchblutung tragen auch die Veränderungen in den kleinsten Blutgefäßen bei. Die hauchdünnen Kapillaren werden durch die Wirkung der Hypoxie runderneuert und zum Wachstum angeregt. Etwas Ähnliches passiert übrigens auch im Gehirn. In einigen Gehirnregionen kommt es zur Bildung neuer Nervenzellen, aber auch die Verbindung zwischen den Nervenzellen wird gestärkt.

Diese umfassenden Veränderungen sind nur möglich, weil jede einzelne Körperzelle die Hypoxie zu spüren bekommt. Die Sauerstoffminderung zwingt die Körperzellen zu einer Art Generalüberholung ihrer Abläufe. Alles, was zu mehr Energie beiträgt, wird gefördert. Was die Gewinnung behindert, wird entsorgt.

Etwaige Schäden in den Körperzellen können bei einem Hypoxietraining nicht entstehen, weil der Hypoxiefaktor HIF einer Unterversorgung vorbeugt. Er fördert die Energiegewinnung außerhalb der Mitochondrien, für die kein Sauerstoff benötigt wird. Im Alltag schöpft der Körper hieraus einen schnellen Energieschub. Um diesen sogenannten anaeroben Stoffwechsel (mehr dazu siehe Seite 110) zu verbessern, muss man normalerweise körperlich hart trainieren. Sportler richten ihr Training danach aus, wie der Körper mit weniger Sauerstoff auskommen kann, um ihre Leistung zu steigern. Bei einem Hypoxietraining können ganz entspannt der aerobe und anaerobe Stoffwechsel trainiert werden.

Info

## WIE KRANKHEITEN ENTSTEHEN

*Von der Energiegewinnung in den Mitochondrien hängt ab, wie schnell der Mensch altert und ob er gesund oder krank ist.*

Die Leistung der Mitochondrien wird von einem Lebensstil mit viel Stress, wenig Bewegung und falscher Ernährung sowie einigen Medikamenten, Umweltgiften und dem Alter beeinträchtigt, was langfristig zu Veränderungen im mitochondrialen Erbgut führen kann.

Alle 10–20 Tage teilen und vermehren sich die Mitochondrien. Leider vermehren sich vor allem die Exemplare mit einem beschädigten Erbgut. Wenn dann nichts für den Zustand der Mitochondrien getan wird, steigt der Anteil der geschädigten und altersschwachen immer weiter an. Ein Teufelskreis der Selbstzerstörung nimmt Fahrt auf: Mitochondrien mit zunehmendem Funktionsverlust produzieren deutlich weniger Energie. Hinzu kommt, dass sie dabei immer mehr freie Radikale freisetzen. Diese lassen die Mitochondrien immer schneller altern.

Die kontinuierlich sinkende Energieproduktion in den Mitochondrien wird anfangs nicht bemerkt. Erst wenn etwa 40 Prozent des mitochondrialen Erbguts geschädigt ist, nimmt die körperliche und geistige Belastbarkeit ab. Steigt der Anteil der beeinträchtigen Mitochondrien immer weiter an, erhöht sich das Risiko, ernsthaft zu erkranken.

Über 50 Krankheiten werden bei der Wissensdatenbank *Wikipedia* mit Fehlfunktionen der Mitochondrien in Verbindung gebracht. Dazu gehören beispielsweise Erkrankungen wie Allergien, chronische Müdigkeit, Diabetes-Typ-2, Fettleibigkeit, Arteriosklerose, Herzinfarkt, Bluthochdruck und Alzheimer. Hinzu kommt, dass sich das Erbgut der Mitochondrien im Laufe des Lebens verändert. Ab einem Alter von 40 Jahren sollte sich jeder um seine Mitochondrien kümmern.

## FITNESSTRAINING FÜR DIE MITOCHONDRIEN

Im Prinzip ist Hypoxietraining nichts anderes als ein Zelltraining. Mit der sauerstoffreduzierten Luft lassen sich die Körperzellen wie ein Muskel trainieren. Denn bei unseren Energielieferanten, den Mitochondrien, gilt die Devise: Viel hilft viel! Mehr als 90 Prozent der Zellenergie wird in ihnen produziert. Unsere körperliche und geistige Leistungsfähigkeit wird von den kleinen Zellbestandteilen bestimmt. Sie sind der beste Schutz, um lange gesund zu bleiben.

Lassen Sie uns schauen, wie die kleinen Energiekraftwerke auf die Hypoxie reagieren: Sobald die Mitochondrien merken, dass sie nicht mehr ausreichend mit Sauerstoff beliefert werden, verändern sie innerhalb kürzester Zeit ihre Form. Dies ist ein erster Hinweis, dass

Info

### WEG MIT DEN ALTEN MITOCHONDRIEN

Ein Hypoxietraining führt zu einer Verjüngung der Mitochondrien. Doch was passiert mit den alten und beschädigten Exemplaren? Unter normalen Bedingungen teilen und vermehren auch sie sich ständig. Was dazu führt, dass sich ihr beschädigtes Erbgut weiter ausbreiten kann. Bei einer kontrollierten Hypoxie passiert das nicht. Sie regt die Apoptose der beeinträchtigten Mitochondrien an, was nichts anderes ist als ein kontrollierter Selbstabbau. Dieser wird von der Zelle selbst durchgeführt, ist also quasi Teil ihres Stoffwechsels. Es bleibt nichts übrig, alle Spuren werden sofort beseitigt.

sie die Energieproduktion steigern wollen. Dauert die Mangelsituation an, wie bei einem längeren Aufenthalt in den Bergen, oder stellt sie sich erneut ein, wie bei einem regelmäßigen Hypoxietraining, vermehren sie sich, um mehr Energietreibstoff in Form von ATP (Adenosintriphosphat) produzieren zu können.
Mitochondrien darf man sich nicht wie kleine, einzelne Böhnchen im Zellinneren vorstellen. Sie stehen untereinander ständig in Kontakt und bilden eine Art Netzwerk, das die gesamte Zelle durchzieht. Es ist in einem kontinuierlichen Wandel, wechselt immer wieder seine Form, um sich so den verschiedenen Bedingungen anzupassen. Einzelne Mitochondrien können miteinander verschmelzen und sich wieder abspalten. Die jungen Mitochondrien werden also nicht neu gebildet, sondern entstehen durch die Teilung einer Mutterorganelle. Das mitochondriale Erbgut wird mal mehr oder weniger und auch mal ungleichmäßig auf die entstehenden Mitochondrien verteilt. Nach welchen Regeln die Verteilung geschieht, ist noch nicht ganz geklärt. Als wissenschaftlich erwiesen gilt, dass sich bei einem Hypoxietraining eher die Mitochondrien mit weniger Schäden am Erbgut vermehren. Das Netzwerk wird messbar um etwa 30 Prozent mit kleinen, jungen und fitten Mitochondrien erweitert. Je jünger und gesünder die Mitochondrien sind, umso mehr ATP können sie erzeugen. Außerdem fallen bei der Energiegewinnung viel weniger freie Radikale an.

## MEHR MITOCHONDRIEN – WIE SIE DAVON PROFITIEREN

Je aktiver eine Körperzelle ist, umso mehr profitiert sie von der Vermehrung der Mitochondrien. Denn die Anzahl der Mitochondrien richtet sich nach der Aktivität der Zelle. Die Leistungssteigerung durch das Hypoxietraining findet nahezu in jeder Körperzelle statt – von den Füßen bis zum Scheitel. Bei den besonders aktiven Zellen macht sich die Veränderung am deutlichsten bemerkbar. Im Herzmuskel machen die Mitochondrien beispielsweise 36 Prozent des Gesamtgewichts aus. Sie geben dem Herz rund um die Uhr die Kraft zum Schlagen. Mehr Mitochondrien zu haben bedeutet, dass der Herzmuskel mehr Leistung bringen kann. Diese Steigerung wirkt sich auf die Belastbarkeit und auf die Regelmäßigkeit aus. Das Herz ist besser geschützt und es gerät nicht mehr so schnell aus dem Takt. Rhythmusstörungen treten viel seltener auf.

Ein besonders hoher Energiebedarf besteht auch im Gehirn. Es verbraucht so viel Energie, weil es Tag und Nacht über unser Wohlergehen wacht. Es macht zwar nur etwa 2 Prozent unseres Körpergewichts aus, beansprucht aber etwa 20 Prozent der gesamten Energieproduktion für sich selbst. Aufgrund dieses hohen Eigenbedarfs sind die Nervenzellen ganz besonders auf gesunde Mitochondrien angewiesen. Sie müssen in Topform sein. Sind sie es nicht, wirkt sich das sofort aus. Müdigkeit und Konzentrationsschwierigkeiten sind erste Symptome dafür, dass die Energieversorgung nicht optimal läuft.

Etwa 10 000 Mitochondrien sind in einer Nervenzelle für die Energiegewinnung zuständig. Aufgrund der besonderen Form der Nervenzellen müssen dort die kleinen Energielieferanten besonders aktiv sein. Sie versorgen die Ausläufer (Axon) vom Zellkern bis in die langen Verästelungen (Dendriten) mit Energie. In einer Nervenzelle sind, im Unterschied zu anderen Körperzellen, deshalb 30 Prozent der Mitochondrien mobil. Sie bewegen sich frei über die Ausläufer, die teilweise über 1 Meter lang werden können, um diese mit Energie zu versorgen und fit zu halten.

Das Hypoxietraining unterstützt die Mitochondrien bei ihrer besonders intensiven Versorgung des Gehirns. Sowohl die Energiegewinnung als auch die Übertragung der Nervenimpulse können mit den Hypoxieanwendungen verbessert werden. Mittlerweile liegen einige Studien vor, die sich mit der geistigen Leistungsfähigkeit sowie mit

Alzheimer und Parkinson beschäftigt haben. Die Ergebnisse sind durchweg positiv. Es besteht die berechtigte Hoffnung, dass unser Gehirn durch die Hypoxie besser und länger funktionieren kann als bislang von Medizinern angenommen.

Ein Schwergewicht, was die Mitochondrien betrifft, ist auch die Leber. Eine gesunde Leberzelle beherbergt etwa 6000 von diesen kleinen Kraftwerken. Als größtes Stoffwechselorgan im Körper hat die Leber einen sehr hohen Energieverbrauch. Kommt es bei der Gewinnung zu Einschränkungen, leidet die Leber jahrelang leise und stumm vor sich hin. Müdigkeit und Kraftlosigkeit können ein Zeichen für eine chronische Leberstörung sein. Unter dem Einfluss der Hypoxie werden die Regenerationskräfte der Leber gestärkt. Die angeschlagenen Mitochondrien können sich erholen und fahren die Stoffwechsel- und Entgiftungsprozesse wieder hoch. Auf diese Weise kehren Energie und Vitalität wieder zurück.

Nicht unterschätzen sollte man die Wirkung der Mitochondrien auf die Hormone. Sie geben den hormonbildenden Organen die Energie für die Ausschüttung ihrer Botenstoffe. Das Hypoxietraining wirkt sich auf zweierlei Weise aus. Es stellt die hormonelle Balance wieder her. Der Einfluss von den Stresshormonen wird reduziert, was anderen Hormonen wieder eine vermehrte Bildung ermöglicht. Zusätzlich vermehren und verjüngen sich die Mitochondrien auf den Reiz der sauerstoffreduzierten Luft, egal ob in der Schilddrüse, in den Hoden oder Eierstöcken. Es gibt Hypoxiestudien zur Wirkung bei einer leichten Unterfunktion der Schilddrüse. Untersuchungen, die zeigen, dass sich bei erschöpften Menschen die Nebennierenrinde mit den gestärkten Mitochondrien langsam wiederaufbauen lässt. Sobald die Dominanz der Stresshormone nachlässt, kann das Vorläuferhormon Pregnenolon wieder vermehrt für andere Hormone verwendet werden, die uns nicht nur mehr Energie liefern, sondern uns auch dabei helfen, länger gesund, schlank und »jung« zu bleiben.

Info

### WIDERSTANDSFÄHIGER NUR DURCH HYPOXIE

Beim Hypoxietraining lernt der Körper, mit einem leichten Sauerstoffmangel umzugehen. Gleichzeitig wird körperlicher und seelischer Stress als weniger belastend empfunden als vor den Anwendungen. In Studien konnte nachgewiesen werden, dass sich mit dem Hypoxietraining auch die Widerstandsfähigkeit gegenüber anderen Stressauslösern wie beispielsweise Wärme, Kälte und Strahlung erhöhte. Mediziner sprechen bei dieser übergreifenden Wirkung von einer Kreuzanpassung. Sie lässt sich im Körper in diesem Ausmaß nur mit Hypoxieanwendungen aufbauen. Mit anderen Stressoren ist dieser Effekt nicht erreichbar. Beispielsweise kann mit Kälteanwendungen keine höhere Widerstandskraft für Wärme, Sauerstoffmangel oder Strahlung erreicht werden.

## DIE HYPOXIEWIRKUNG – VORTEILE IM ALLTAG

Im Vergleich zu gängigen Empfehlungen, die man normalerweise für eine Verbesserung der Gesundheit bekommt, bietet das Hypoxietraining einige Vorteile: Man muss seine Lebensweise nicht zwingend ändern, nicht hungern und nicht schwitzen. Viele Anwender spüren nichts beim Training, aber die Wirkung setzt sofort ein. Bereits nach der ersten Behandlung kann es zu Veränderungen kommen. Direkt nach dem Training fühlen sich die meisten Anwender schon frischer, entspannter und voller Energie. Diese Effekte sind keine Einbildung, es gibt eine Erklärung.

Der Entspannungseffekt ist mit einem meditativen Zustand vergleichbar. In wissenschaftlichen Untersuchungen wurden die Gehirnwellen während eines Hypoxietrainings gemessen. Der Verlauf der Wellen hatte das Muster wie bei einer Meditation. Nach der Anwendung entstehen geistige Fitness und ein Gefühl der Frische, weil eine wohldosierte, kurze Hypoxie zu einem gesteigerten venösen Abtransport von Stoffwechselprodukten aus dem Gehirn während des Trainings führt. Der klare Kopf ist auch der Grund, warum die meisten Anwender in der Nacht nach dem Training besonders gut schlafen.

Im Laufe des Hypoxietrainings stellen viele Anwender fest, dass sie morgens beschwingter aufstehen. Sie haben weniger Startschwierigkeiten und sind schneller wach. Der Alltag mit all seinen Anforderungen wird leichter bewältigt. In Studien konnte dieser Zusammenhang auch nachgewiesen werden. Nach einem Hypoxietraining empfanden die Teilnehmer körperlichen und psychischen Stress als weniger belastend als vor der Anwendung.

Nicht nur die seelische Belastbarkeit erhöht sich, auch die körperliche. Sportliche Menschen bemerken bald, dass sich ihre Fitness durch das Hypoxietraining steigert. Vor allem bei Ausdauersportarten fällt es ihnen leichter, mit weniger Anstrengung mehr Leistung zu bringen. Das Blut kann mehr Sauerstoff transportieren. Die Versorgung im ganzen Körper ist über dem normalen Niveau. Die Muskeln können länger Leistung bringen, ohne schlapp zu machen.

Die Verbesserung lässt sich sogar messen. Bei Belastung verlangsamt sich die Herzfrequenz um ein paar Schläge pro Minute. Natürlich profitieren alle Anwender von dieser Veränderung. Der Puls sinkt nicht nur bei Belastung, sondern auch in Ruhe. Das Herz wird entlastet, weil es weniger schlagen muss. Eine Langzeitstudie zeigte, dass schon eine Reduzierung um ein paar Schläge das Risiko für eine Herz-Kreislauf-Erkrankung mit Todesfolge senkt. Optimal wäre übrigens ein Ruhepuls von 55–60 Schlägen.

Die Durchblutung im Körper verbessert sich. Nach einigen Behandlungen werden Bluthochdruckpatienten bemerken, dass ihr Blutdruck sinkt. Oft können in Absprache mit dem Arzt Medikamente reduziert werden. Bei vielen Männern wirkt sich eine gute Durchblutung vorteilhaft auf die Potenz aus. Sie haben wieder mehr Spannkraft im Penis. Da die Lust auf Sex bei beiden Geschlechtern steigt, vermutet

Info

## SCHNELLER WIEDER FIT UND GESUND WERDEN

Hypoxiebehandlungen erhöhen die Regenerationsfähigkeit des Körpers. Sportler erholen sich nach einem Training schneller. Patienten mit einer Verletzung oder nach einer Operation sind früher wieder gesund.
Die Hypoxie setzt im Körper verschiedene Prozesse in Gang, die zu einer schnelleren Heilung beitragen. Die Mitochondrien können mehr Energie für Reparaturarbeiten zur Verfügung stellen, weil sich ihre Versorgung mit Sauerstoff und Nährstoffen durch das Training mit der sauerstoffreduzierten Luft verbessert. Es bilden sich vermehrt verschiedene Wachstumsfaktoren und Enzyme, die bei der Beseitigung von Schäden helfen. Sogenannte Stresseiweiße (HSP) werden wie nach einem intensiven körperlichen Training aktiv, um bei den Aufbauarbeiten mitzuwirken. Auch Stammzellen lockt die sauerstoffreduzierte Luft aus ihren Nischen. Sie beteiligen sich bei der Heilung von Organen und Geweben. Mit verschiedenen Botenstoffen zur Wachstumsförderung und Stärkung des Immunsystems kümmern sie sich um kranke Zellen. Aus Studien ist bekannt, dass sich mit Hypoxiebehandlungen sowohl die Erholungszeit nach sportlichen Aktivitäten als auch die Heilungszeit nach Verletzungen und chirurgischen Eingriffen deutlich verkürzen lässt.

man, dass sich neben der verbesserten Versorgung der Geschlechtsorgane wahrscheinlich auch der geringere Stresspegel und die hormonelle Balance auf das Liebesleben der Anwender auswirken. Vor allem Frauen berichten, dass sie wieder mehr Lust auf Sex haben. Wie ausgeprägt die Wirkung letztendlich im Einzelfall ist, hängt natürlich auch von der persönlichen Einstellung ab. Wenn der Wunsch besteht, wird Sie das Hypoxietraining bei seiner Erfüllung unterstützen.

## GUTER SCHLAF DURCH DÜNNE LUFT

Die Wirkung der Hypoxie bekommen die meisten Anwender auch gleich in der Nacht nach der ersten Behandlung zu spüren. Der Schlaf wird tiefer und erholsamer. Bei Schlafstörungen bessert sich der Schlaf am Anfang vor allem an den Trainingstagen. Er tritt schneller ein und hält oft bis zum nächsten Morgen an. Im Verlauf des Trainings tritt diese Wirkung auf den Schlaf auch in den Nächten zwischen den Behandlungen ein. Auch Menschen, die unter hartnäckigen Schlafstörungen leiden, teilweise nur noch wenige Stunden Schlaf finden, können ihre Schlafdauer mit jedem Training nach und nach wieder verlängern.

Der Schlaf verbessert sich, weil die Hypoxie die Stresshormone senkt und die Ausschüttung von Hormonen steigert, die den Schlaf fördern. Erzwingen lässt sich die Wirkung allerdings nicht. Schlaf ist eine sensible Angelegenheit, die von vielen Einflussfaktoren abhängt. Wenn die Grundvoraussetzungen für guten Schlaf (im Fachjargon Schlafhygiene) nicht beachtet werden, bewirkt das Hypoxietraining weniger. Zudem darf bei der Einnahme von Schlaftabletten nicht allzu viel von den ersten Hypoxieanwendungen in puncto Schlafqualität erwartet werden. In den meisten Fällen müssen noch weitere Maßnahmen ergriffen werden, um wieder besser schlafen zu können.

Ähnlich muss die Hypoxiewirkung auf die Atemmuskulatur bewertet werden. Während des Hypoxietrainings atmen die meisten Anwender automatisch in den Bauchraum. Dabei wird die komplette Atemmuskulatur bewegt, gedehnt und damit gestärkt. Die Stabilität der oberen Atemwege verbessert sich. Mit zunehmender Festigkeit des weichen Gaumens wird weniger geschnarcht, weil das Gaumensegel weniger im Atemwind flattern kann. Die Hypoxie schafft die Voraussetzungen für einen erholsamen Schlaf. Ein Allheilmittel gegen das Schnarchen ist sie nicht. Weitere Maßnahmen wie konsequente Nasenatmung und die Vermeidung der Rückenlage müssen sie begleiten. Sie helfen auch bei nächtlichen Atemaussetzern wie bei einer Schlafapnoe.

Die Hypoxiewirkung hilft dem Körper bei Schlafapnoe, den vorübergehenden Sauerstoffmangel besser zu verkraften. Es treten weniger Schäden auf, weil die Zellen durch das Training lernen, mit weniger Sauerstoff auszukommen. Der sekundenlange Atemstillstand in der Nacht löst zwar auch einen Sauerstoffmangel aus. Im Vergleich zu einem Hypoxietraining ist er jedoch vollkommen unkontrolliert. Er versetzt den Körper in eine lebensbedrohliche Ausnahmesituation. Für Patienten mit einer Schlafapnoe ist das Hypoxietraining auch interessant, weil es die Ursachen und Folgen der nächtlichen Atemaussetzer reduziert, wobei oft nicht ganz klar ist, was die Ursachen und was die Folgen sind. Hierzu zwei Beispiele: Die Schlafapnoe erhöht das Risiko für Diabetes Typ 2. Umgekehrt neigen Typ-2-Diabetiker zur Schlafapnoe. Die meisten Apnoepatienten haben Übergewicht, und das trägt häufig zur Schlafapnoe bei.

Durch die Hypoxiebehandlung wird der weiche Gaumen wieder straffer, was dem vollständigen Verschluss der Atemwege während des Schlafs entgegenwirkt. Lautes und unregelmäßiges Schnarchen nimmt ab. Eine notwendige Gewichtsabnahme gelingt leichter. Beschwerden wie chronische Müdigkeit und Konzentrationsprobleme lassen nach. Bluthochdruck, Diabetes und Potenzstörungen verbessern sich. Das Risiko für weitere gesundheitliche Folgen, wie Herzinfarkt und Schlaganfall, sinkt. Der Teufelskreis von Ursachen und Folgen kann aufgelöst werden.

Info

## MELATONIN – MEHR ALS EIN SCHLAFHORMON

Viele kennen Melatonin als Nachthormon. Wenn es dunkel wird, schüttet es die Zirbeldrüse aus. Es versetzt den Körper in eine Art Sparmodus. Durch die Verlangsamung können Reparaturarbeiten ablaufen, an denen das Melatonin beteiligt ist. Denn neben seiner Tätigkeit als innerer Taktgeber erfüllt Melatonin auch viele Schutzfunktionen.

Der größte Anteil des Melatonins wird außerhalb der Zirbeldrüse gebildet. Die Hypoxie wirkt vor allem auf die vielen melatoninbildenden Zellen im ganzen Körper. Denn es sind die Mitochondrien, von denen die Melatoninbildung abhängt. Sie reagieren auf den Reiz der sauerstoffreduzierten Luft. Sind sie fit und gesund, können die Zellen ausreichend Melatonin produzieren. Anders als bei der Zirbeldrüse, die das Hormon über das Blut in Umlauf bringt, wirkt das Melatonin aus den kleinen Zellkraftwerken lokal. Hier entfaltet es seine Wirkung als Radikalenfänger. Es übernimmt die Rolle eines Super-Antioxidans. Im Vergleich zu anderen Radikalenfängern kann das Melatonin es mit ganz unterschiedlichen Typen von Zellgift aufnehmen. Seine Abfangrate von zerstörerischen freien Radikalen ist ebenfalls höher.

Es gibt aktuelle Studien zur Melatoninwirkung und zum Krebswachstum. Die nächtlichen Aufräumarbeiten, aber auch seine Anreicherung im Zellkern haben eine hemmende Wirkung. Zum Coronavirus finden sich ebenfalls Erkenntnisse, wie das Melatonin als Schutzfaktor wirkt. In ausreichender Menge mildert es die Symptome und bewahrt vor einem schweren Krankheitsverlauf. Allein für erholsamen Schlaf und für den Zellschutz lohnt es sich, die Ausschüttung von Melatonin zu unterstützen. Melatonin ist wohl das beste Mittel für mehr Energie und zur Vorbeugung von typischen Alterserkrankungen.

## HYPOXIE VERÄNDERT AUCH ÄUSSERLICH

Alle Zellen werden von der Hypoxie beeinflusst, auch die Hautzellen. Das Ergebnis lässt sich sehen: Die Haut ist gut durchblutet, der Teint ist frisch. Eine mit Hypoxie trainierte Hautzelle kann aus Sauerstoff und Nährstoffen mehr Energie für ihre Arbeit nutzen. Was bedeutet, dass dem Bindegewebe mehr Kollagen und Elastin zur Verfügung steht. Diesen beiden Proteinen verdankt die Haut ihre Festigkeit und Elastizität. Die vermehrte Bildung unterstützt die Hautbeschaffenheit des ganzen Körpers. Der durch die Hypoxie erreichte Hautzustand lässt sich optimal für jegliche Behandlung der Haut nutzen.

Die Hypoxie bietet eine Stärkung von innen, die sich nicht nur optisch lohnt. Eine Verbesserung des Bindegewebes ist für Jung und Alt und für Frauen und Männer gleichermaßen sinnvoll. Schwache Venen sind bei beiden Geschlechtern ein Thema. Lassen Straffheit und Festigkeit mit zunehmendem Alter nach, weiten sich die Venen. Kleine Besenreiser und Krampfadern machen keinen Unterschied bei den Geschlechtern. Im fortgeschrittenen Alter führt schwaches Bindegewebe bei Frauen eher zu einer Senkung der Organe und bei Männern zu einer Neigung zu Leistenbrüchen. Das Nachlassen der Spannkraft ist kein Schicksal. Zwar spielen die Erbanlagen eine wichtige Rolle, doch mit der Hypoxie lässt sich einiges dazu beitragen, dass Bindegewebe und Haut lange straff und elastisch bleiben.

Die verbesserte Kollagenbildung bei einem Hypoxietraining wirkt sich nicht nur auf das Bindegewebe aus. Denn das Strukturprotein ist überall dort vertreten, wo Elastizität und Festigkeit wichtig sind: Außer in der Haut befindet es sich in Bändern, Sehnen, Knorpeln, Muskeln und auch in den Knochen. In einer Studie konnte die Verbesserung der Knochenstruktur nach einer Hypoxiekur nachgewiesen werden. Auch Osteoporosepatienten können demnach von einem Training profitieren.

Zu guter Letzt bietet das Zelltraining noch einen anderen schönen Nebeneffekt, der sich äußerlich bemerkbar macht: Neue und gesunde Mitochondrien liefern nicht nur mehr Energie, sie sind auch echte Kalorienfresser. Denn mehr Leistung bedeutet gleichzeitig auch einen höheren Kalorienverbrauch. Wer beim Hypoxietraining ein paar Kilos loswerden will, hat gute Chancen. Sogar ohne Ernährungsumstellung führt die sauerstoffreduzierte Luft zur Gewichtsabnahme. Natürlich hängt auch hier der Erfolg von der Nahrungsauswahl ab. Jeden Tag ein Stück Torte zu essen, wäre auch in diesem Fall der falsche Ansatz. Aber glücklicherweise kommen die meisten Anwender gar nicht in Versuchung. Denn auch das Essverhalten ändert sich: Das Verlangen nach etwas Süßem lässt nach. Das Bedürfnis, mehr zu trinken, nimmt hingegen zu.

## HYPOXIE IN DER PRAXIS

Die Geräte für ein Hypoxietraining sind in den letzten Jahren immer populärer geworden. Mit ihnen kann sicher und effektiv ein Höhentraining wie beispielsweise auf dem Kilimandscharo auf 5800 Metern über den Meeresspiegel simuliert werden. Das Prinzip ist einfach: Eine Membran filtert aus der Raumluft die Sauerstoffmoleküle heraus, dadurch erhöht sich der Stickstoffanteil. Über eine Atemmaske wird die sauerstoffreduzierte Luft eingeatmet. Eine weitere Möglichkeit, die Hypoxie außerhalb der Berge zu erleben, sind Unterdruckkammern, hypoxische Räume oder Zelte.

Mittlerweile gibt es auch Hypoxiegeräte für den Privatgebrauch. Für gesunde Menschen und Sportler sind sie eine gute Alternative. Die Programme sind meist so ausgelegt, dass sie wirksam sind und keine Fehlbedienung möglich ist. Bei guten Geräten sind die Sicherheitsvorkehrungen vergleichbar mit Profigeräten.

Deutlich günstiger, aber mit weniger Komfort und Technik ausgestattet sind sogenannte Rebreather. Wie die deutsche Übersetzung

Info

## ABLAUF EINES TRAININGS

Für ein Training muss man sich weder aus- noch umziehen. Unter der Straßenkleidung wird nur ein Brustgurt zur Überwachung des Herzschlags getragen. Man liegt bequem in einem Liegesessel und atmet über eine Maske individuell angepasst sauerstoffarme, normale oder sauerstoffangereicherte Atemluft im Wechsel ein.

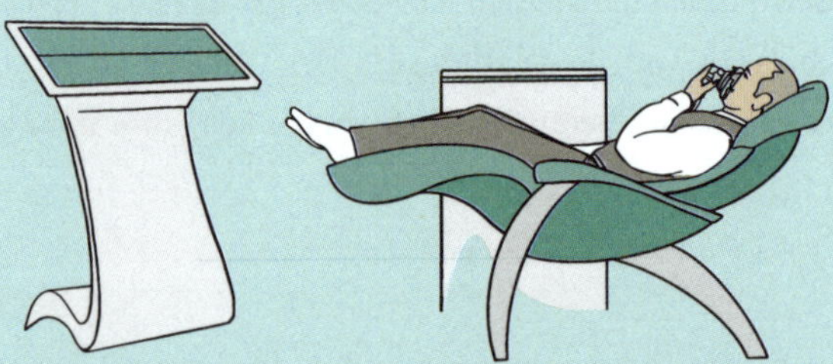

Das Hypoxietraining ist vollkommen ungefährlich und überhaupt nicht anstrengend. Die meisten Anwender empfinden das Hypoxietraining als sehr entspannend. Viele schlafen dabei sogar kurz ein. Auch an das Tragen einer Atemmaske gewöhnen sich die meisten Anwender relativ schnell.
Während des gesamten Trainings werden die Sauerstoffsättigung im Blut und der Puls zusätzlich mit einem Fingerclip gemessen. Ein Arzt, Therapeut oder Trainer verfolgt das Training auf dem Bildschirm des Geräts oder einem Tablet-PC. Darüber hinaus bieten die Geräte Programme, die bei plötzlichen Veränderungen sofort und automatisch mit Sicherheitsmaßnahmen reagieren.
Eine Trainingseinheit dauert 30–45 Minuten. Danach kann man alles machen, worauf man Lust hat. Zusätzliche große körperliche Belastungen werden nur Leistungssportlern empfohlen, weil das Training für den Körper normalerweise ausreichend anstrengend ist.

»Kreislaufatemgerät« schon verrät, geht es um das Wiedereinatmen der eigenen Atemluft. Bei der vor allem aus dem Tauchsport bekannten Methode wird aus der ausgeatmeten Luft der Kohlendioxidanteil herausgefiltert, bevor sie wieder eingeatmet wird. Mit jedem weiteren Atemzug über den Sammelbeutel, den Filter und die Atemmaske reduziert sich der Sauerstoffanteil in der Atemluft. Den Abfall der Sauerstoffsättigung im Blut misst ein Pulsoximeter, der während des Trainings getragen wird. Sobald die Zielzone erreicht ist, wird die Atemmaske abgenommen und wieder normale Raumluft eingeatmet. Obwohl Rebreather schon seit vielen Jahren von Tauchern und als Atemschutzgeräte bei Feuerwehr, Katastrophenschutz und Militär verwendet werden, gibt es momentan noch keine empfehlenswerten Modelle für ein Hypoxietraining.

Hypoxiebehandlungen bieten Ärzte, Heilpraktiker, Therapeuten und Personal Trainer an. Je nach Trainingsziel und Gesundheitszustand sollten Interessenten ihre Wahl treffen. Bei gesundheitlichen Problemen ist es empfehlenswert, die Hypoxieanwendungen bei einem Arzt oder Heilpraktiker durchzuführen. Entsprechende Ansprechpartner vor Ort können Interessenten auf den Websites von auf den Websites von Herstellern für Hypoxiegeräten finden (siehe Seite 173).

Je nach Krankheitsbild gibt es unterschiedliche Herangehensweisen für eine Hypoxiebehandlung und entsprechende Gegenanzeigen. Komplett auf ein Training verzichten müssen Menschen mit akuten Infekten oder Herzfehlern, mit chronischer Krankheit im Endstadium oder bei Erkrankungen der roten Blutkörperchen, wie zum Beispiel einer Sichelzellanämie oder Polyzythämie. Aber auch in den ersten 3 Monaten einer Schwangerschaft sollte auf ein Hypoxietraining verzichtet werden.

Geht es nur darum, dem Körper etwas Gutes zu tun, wie beispielsweise eine Kur zur Verlangsamung der Alterungsprozesse, dann ist die Auswahl weniger eng an ärztliches Wissen gebunden. Beim Wunsch, die

## WIE HYPOXIE WIRKT

### LANGFRISTIGE WIRKUNG

Alle Organe profitieren von der Verjüngung der Mitochondrien. Sie sind leistungsfähiger und bei Erkrankungen bessern sich die Symptome. Das Gefäßnetzwerk um die Organe verdichtet sich. Die Durchblutung erhöht sich. Das Risiko für Krankheiten sinkt. Die Übertragung von Nervenimpulsen wird schneller. In einigen Bereichen des Gehirns kommt es zur Neubildung von Nervenzellen.

### UNMITTELBARE WIRKUNG

Mit der Anreicherung des Hypoxiefaktors HIF trifft der Körper alle Vorkehrungen, auch mit weniger Sauerstoff auszukommen. Vor allem gesunde Mitochondrien beginnen sich zu teilen, was zu einer Steigerung der Energiegewinnung führt. Der Einfluss des Stickstoffmonoxids macht die Innenwände der Blutgefäße glatter und geschmeidiger.

### AKUTE WIRKUNG

Die Herz- und Atemfrequenz beschleunigen sich für eine höhere Sauerstoffaufnahme über die Atemluft. Die Gefäße weiten sich für eine bessere Durchblutung. Mit der Erhöhung der roten Blutkörperchen können mehr Sauerstoffmoleküle transportiert werden.

körperliche Fitness innerhalb von kurzer Zeit zu verbessern, können Trainer und Therapeuten aus dem Sportbereich weiterhelfen. Hier lohnt es sich, das sportliche Training mit den Hypoxieanwendungen abzustimmen.

## DIE HYPOXIEKUR

Die komplette Wirkung des Hypoxietrainings entfaltet sich je nach Gesundheitszustand innerhalb von zehn bis fünfzehn Behandlungen. Wenn zusätzlich noch viele Kilos purzeln sollen, braucht es mehr Sitzungen. Auch bei Erschöpfung und Schlafstörungen reichen zehn Anwendungen in der Regel nicht aus. Ähnlich sieht es bei Patienten mit chronischen Erkrankungen aus.

Der Erfolg des Trainings hängt natürlich von den Lebensumständen und den gesundheitlichen Problemen ab. 3–4 Monate hält die langfristige Wirkung bei Menschen mit größeren gesundheitlichen Problemen oder bei einem belasteten Lebensstil an. Im besten Fall können Anwender etwa 6–10 Monate von einer Hypoxiekur profitieren, bis eine Auffrischung sinnvoll wird.

Nach Abschluss der Hypoxiekur können sich alle Hypoxieanwender über eine weitere Steigerung der Wirkung freuen. In mehreren Studien konnte nachgewiesen werden, dass sich die ausgelösten Prozesse auch ohne Trainingsreiz eine Zeit lang noch weiter fortsetzen. Der Energielevel erhöht sich also zunächst weiter.

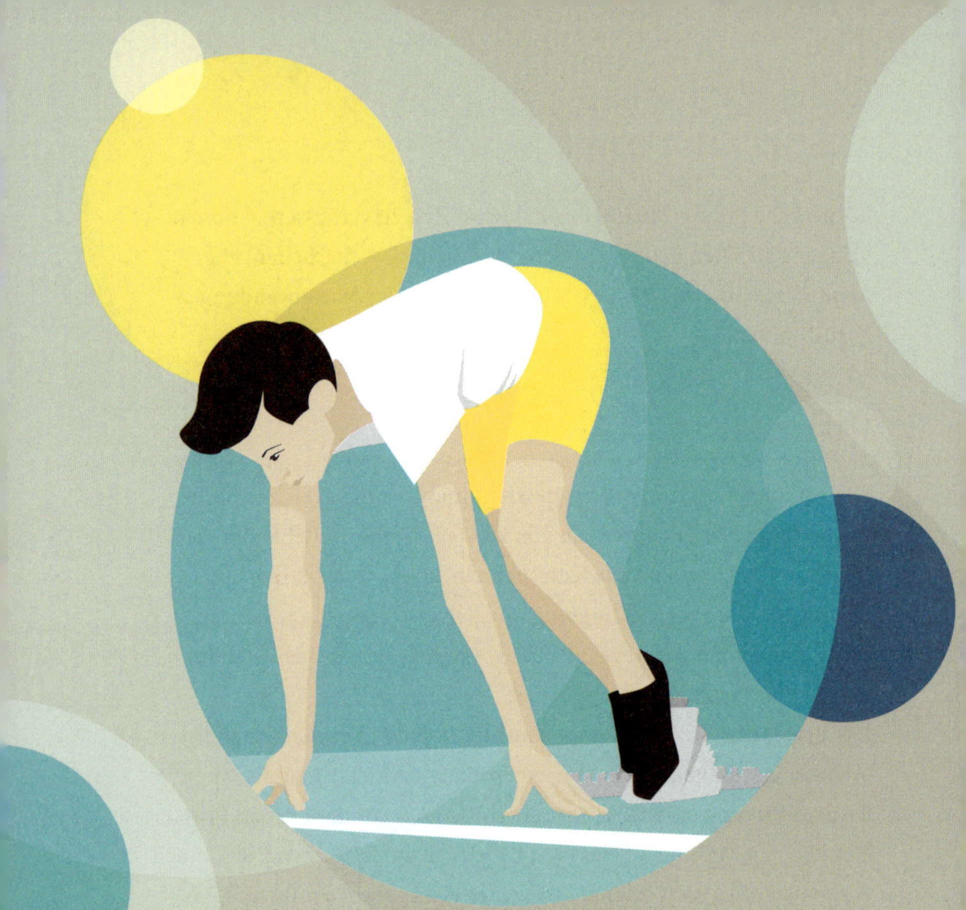

7

# Weniger anstrengen, mehr Leistung beim Sport

*Das sportliche Potenzial kann über die Atmung mit wenig Aufwand voll ausgeschöpft werden. Das trifft nicht nur für Sportler zu, sondern auch für Menschen, die ihre Gesundheit verbessern wollen.*

Sport ohne Erschöpfung, Seitenstechen und Atemlosigkeit ist möglich, wenn richtig geatmet wird. Das gilt für Freizeitsportler wie auch für Leistungssportler gleichermaßen. Denn die richtige Sauerstoffversorgung stellt für alle eine natürliche und weitreichende Möglichkeit dar, ihre Leistungsfähigkeit zu verbessern. Ein erster Schritt zur optimalen Sauerstoffnutzung ist, wenn beim Sport konsequent durch die Nase geatmet wird. Das verhindert nicht nur die negativen Seiten der körperlichen Belastung, sondern führt auch zu einer Leistungssteigerung mit weniger Anstrengung. Das in den Nasenschleimhäuten gebildete Stickstoffmonoxid weitet die Atemwege und ermöglicht einen besseren Sauerstofftransport. Offene Atemwege sind die erste Voraussetzung für mehr Energie und mehr Erfolg beim Sport.
Ein weiterer Vorteil der Nasenatmung ist der leichtere Kohlendioxidanstieg und Sauerstoffabfall im Blut – abhängig von der Belastung. Je aktiver die Muskeln sind, umso mehr Sauerstoff verbrauchen sie. Mit der gesteigerten Energiegewinnung entsteht mehr Kohlendioxid. Weil die Nasenatmung verhindert, dass zu viel Kohlendioxid ausgeatmet wird, kann das Gas die Nutzung des Sauerstoffs in den Mitochondrien länger unterstützen als bei der Mundatmung. Die Muskeln können mehr Leistung bringen. Außerdem wird wichtigen Organen wie Gehirn und Herz mehr Sauerstoff bereitgestellt. Wenn konsequent durch die Nase geatmet wird, verändert sich bei einem leichten körperlichen Training die Konzentration der beiden Atemgase ähnlich wie bei einem anstrengenden. Auch die Nachwirkungen auf den Körper sind vergleichbar. Der entstehende leichte Sauerstoffmangel veranlasst ihn, Anpassungen vorzunehmen, um in Zukunft besser auf einen Mangel vorbereitet zu sein. Das Ergebnis sind immer eine Leistungssteigerung, eine schnellere Erholungsfähigkeit und deutlich bessere Schutzmaßnahmen. Für versierte Sportler bedeutet es auch, dass sie ihr Erschöpfungs- und Verletzungsrisiko mit der richtigen Atemtechnik senken können.

## MEHR MITOCHONDRIEN, HÖHERER $VO_2$MAX-WERT

Unsere Energieproduzenten, die Mitochondrien, reagieren schon auf einen leichten Sauerstoffabfall. Sie vermehren sich, um mehr Energie produzieren zu können. Ihre Menge und Qualität sind also auch im Sport entscheidend. Je gesünder und fitter sie sind, umso mehr können sie von dem Energietreibstoff Adenosintriphosphat, kurz ATP, für sportliche Aktivitäten zur Verfügung stellen.

Die Leistungsfähigkeit der Mitochondrien lässt sich mit dem maximalen Sauerstoffverbrauch bewerten. Hierzu wird gemessen, wie viel Sauerstoff der Körper bei körperlicher Belastung in einer Minute maximal aufnehmen und in den Mitochondrien verwerten kann.

Im Sport wird für diesen Wert die Abkürzung $VO_2$max verwendet. Das »V« steht für Volumen, das »$O_2$« für Sauerstoff und »max« bezieht sich auf den maximalen Sauerstoffverbrauch aus der eingeatmeten Luft. Direkt kann der $VO_2$max-Wert nur über eine Atemgasanalyse gemessen werden. Weniger aufwendig ist eine indirekte Messung, wie sie verschiedenen Fitnessuhren und Wearables mithilfe der Herzfrequenz oder der Herzratenvariabilität (siehe Seite 21) anbieten.

Für Sportler ist der $VO_2$max-Wert ein Fitnessindikator. Mit ihm lässt sich abschätzen, welche Belastung möglich ist, bis die Muskeln schlappmachen. Je mehr Sauerstoff zu den Mitochondrien transportiert und verwertet werden kann, umso leistungsfähiger ist der Körper. Von diesem sogenannten aeroben Stoffwechsel hängt unsere körperliche Fitness ab. Nicht nur beim Sport, auch sonst beziehen wir unsere Energie hauptsächlich über diesen Stoffwechselweg. Er hält den Körper quasi am Laufen. Mit der auf Sauerstoff beruhenden Energiegewinnung in den Mitochondrien könnten Muskeln, wie beispielsweise der Herzmuskel, für unbegrenzt lange Zeit ihre Arbeit verrichten. Gewonnen wird die Energie mithilfe des Sauerstoffs aus Fetten und Kohlenhydraten.

Die Höhe des $VO_2max$-Werts hängt hauptsächlich von den Mitochondrien ab. Die kleinen Zellkraftwerke wiederum sind bei der Nutzung des Sauerstoffs auf die roten Blutkörperchen angewiesen. Sie transportieren die Sauerstoffmoleküle von der Lunge zu den Zellen. Eine Vermehrung der roten Blutkörperchen führt also zu einer Erhöhung des Sauerstoffgehalts im Blut und einer Steigerung der Leistungsfähigkeit.

Info

### EPO – DAS SIGNAL FÜR MEHR ROTE BLUTKÖRPERCHEN

Um die Bildung der roten Blutkörperchen anzuregen, setzen Leistungssportler ihren Körper einer Mangelsituation aus. Dazu begeben sie sich für ein Höhentraining auf die Berge, in Räume mit sauerstoffreduzierter Luft oder verwenden ein Hypoxiegerät. Angeregt wird die Bildung von mehr roten Blutkörperchen im Knochenmark von dem Hormon Erythropoetin. Als EPO machte es in den 1990er-Jahren Schlagzeilen als Dopingmittel im Sport. Um mehr rote Blutkörperchen zu produzieren, braucht der Körper kein EPO aus dem Labor, denn mit einem leichten, kurzzeitigen Sauerstoffmangel wird die Produktion in den Nieren und der Leber gesteigert.

Die Hypoxie sorgt für eine vermehrte Bildung von EPO und roten Blutkörperchen. Das bewirkt eine Steigerung der Sauerstofftransportfähigkeit im Blut. Die Versorgung der aktiven Muskulatur verbessert sich. Es kann länger und härter trainiert werden, denn es fällt weniger Laktat an. Für Sportler ist dies eine gute Möglichkeit, ihre roten Blutkörperchen auf natürliche Weise ohne gesundheitliche Risiken zu vermehren.

**TIPP:** Für die Bildung von EPO reicht schon eine Absenkung der Sauerstoffsättigung auf etwa 90 Prozent für circa 30 Sekunden.

Ohne Anlass kommt es jedoch zu keiner Anhebung. Auch hier, wie bei den Mitochondrien, ergreift der Körper nur Maßnahmen, wenn eine Mangelsituation ausgelöst wird.

## MEHR LEISTUNG DURCH MANGEL

Sportler provozieren zur Steigerung ihrer Leistungsfähigkeit einen Mangelzustand. Sie absolvieren ein schweißtreibendes Training, um in den Mitochondrien einen leichten Sauerstoffabfall zu erzeugen. Für die Aufrechterhaltung der Energieversorgung wechselt der Körper zu einem Stoffwechselweg ohne Sauerstoff – dem anaeroben Stoffwechsel. Damit es schnell geht, wird die Energie außerhalb der Mitochondrien im Zellplasma nur aus Kohlenhydraten gewonnen. Die schnellere Verfügbarkeit hat jedoch einen hohen Preis: Für die gleiche Energiemenge werden viel mehr Kohlenhydrate verbraucht als in den Mitochondrien. Schnell erreicht die verschwenderische Herstellung ihre Grenzen, denn bei der Verwertung der Kohlenhydrate entsteht Milchsäure – die zu Laktat zerfällt. Die Übersäuerung führt zu einer schnellen Ermüdung der Muskeln.

Den Wechsel zwischen den beiden Stoffwechselarten bekommen wir körperlich zu spüren. Während des Trainings zu plaudern, wie es im aeroben Stoffwechsel möglich ist, geht nicht mehr, weil der Sauerstoff knapp ist. Das Herz schlägt schneller und wir schnappen nach Luft. Der anaerobe Stoffwechsel versetzt den Körper in einen Zustand, den er nur für kurze Zeit durchhalten kann. Von der Natur ist er nur für kurze Einsätze und für Notfallsituationen gedacht, wenn schnell reagiert werden muss.

Unsere körperliche Fitness hängt davon ab, wie lange der Körper bei Belastung im aeroben Stoffwechsel bleiben kann und nicht in den überwiegend anaeroben Stoffwechsel umschalten muss. Gut trainierte Sportler können den aeroben Stoffwechsel auch bei höherer Belastung länger nutzen. Für jemanden, der beispielsweise joggt, bedeutet das: Er kann länger und schneller laufen. Um die gesamte Energieproduktion im Körper zu verbessern, müssen sowohl der aerobe als auch der anaerobe Stoffwechselweg trainiert werden. Für viele Menschen ist es allerdings undenkbar oder oft auch aus gesundheitlichen Gründen nicht möglich, so nah an ihre Belastungsgrenzen zu gehen.

## WENIGER MÜDIGKEIT, WENIGER VERLETZUNGEN

Sport fordert den Körper und kann ihn, wenn man nicht aufpasst, auch überfordern. Immer wieder liest und hört man über Leistungssportler, dass sie kürzer leben, schneller altern und unter vielen gesundheitlichen Problemen leiden. Eine Erklärung liefern die Nebenwirkungen des Sports.

Während der körperlichen Anstrengung wird schneller geatmet und vermehrt Sauerstoff verbrannt. Dabei entstehen mehr freie Radikale, die vom Körper »entschärft« werden müssen. Die Schutzmaßnahmen vor den freien Radikalen und auch ihre Menge hängen vom Zustand der Mitochondrien ab. Ältere Mitochondrien erzeugen zwar weniger Energie, was eigentlich nicht so schlimm ist, aber sie setzen mehr Schadstoffe frei. An ihre Grenzen kommen die Mitochondrien bei hochintensiven Belastungen. Dazu gehören Wettkämpfe oder extreme Anforderungen wie zum Beispiel Marathons oder Ultratriathlons.

Die Ausnahmeleistungen beschleunigen die Entstehung der freien Radikale auch noch zusätzlich. Aus Untersuchungen ist bekannt, dass diese Extremwettkämpfe die Antioxidantien, die im Körper als Radikalenfänger arbeiten, mindern.

Die körperliche Fitness entscheidet grundsätzlich über die Bildung von freien Radikalen. Bei Sportlern mit einem niedrigen Ergebnis im Atemanhaltetest ist die Zunahme der Atemfrequenz und die Entste-

hung von freien Radikalen deutlich höher als bei Sportlern mit besseren Werten. Das Risiko von Erschöpfung, Entzündungen, Muskelschäden und Verletzungen ist bei niedrigen Atemanhaltewerten größer.
Der beste Schutz vor freien Radikalen beim Sport ist regelmäßiges Atemtraining. Nasenatmung, Atemanhalteübungen sowie Hypoxiebehandlungen erzeugen eine leichte Hypoxie in den Mitochondrien. Schon während des Atemtrainings reagieren sie mit einer Verlangsamung bei der Energiegewinnung. Der Körper schützt sich selbst, es fallen weniger freie Radikale an. Langfristig verjüngen und vermehren sich die Mitochondrien durch den vorübergehenden Mangel. Bei jungen, frischen Mitochondrien fallen weniger freie Radikale bei der Energiegewinnung an. Außerdem sind die jüngeren Exemplare besser vor Schäden geschützt.
Die Empfehlung, Antioxidantien als Nahrungsergänzungsmittel zum Schutz vor freien Radikalen beim Sport einzunehmen, wird wegen der Wirkung der Hypoxie überflüssig. Der leichte Sauerstoffmangel trainiert das körpereigene Schutzsystem. Die Aufnahme von Antioxidantien aus der Nahrung und deren körpereigene Bildung wird perfekt auf den individuellen Bedarf abgestimmt. Damit wird ein »Trainingseffekt« erreicht, den keine Tablette so individuell auf die Bedürfnisse zugeschnitten bieten kann.
Freie Radikale werden zwar mit frühzeitiger Alterung, Erschöpfung und Krankheiten in Verbindung gebracht. Aber es wäre falsch zu sagen, dass sie ausschließlich schlecht sind. Sie dienen beispielsweise der Abwehr. Immunzellen nutzen teilweise freie Radikale, um Eindringlinge wie Bakterien und Viren abzuwehren. Auch Krebszellen können auf diese Weise unschädlich gemacht werden. Beim Sport löst ihre vermehrte Bildung die Anpassungsprozesse im Körper aus. Denn Muskelwachstum und eine höhere Ausdauerfähigkeit sind nur möglich, wenn eine bestimmte Menge an freien Radikalen gebildet wird. Muskeln brauchen für ihre Entwicklung oxidativen Stress durch

freie Radikale, um Eiweiß aufzubauen und so zu wachsen. Diese ohne Unterscheidung mit der Einnahme von Antioxidantien herunterzuregeln, wäre nicht sinnvoll. In der Folge könnte der Trainingseffekt ausbleiben.

## TRAINING MIT NASENATMUNG PLANEN

Die Nasenatmung ist für jedes Fitnessniveau interessant. Solange durch die Nase geatmet werden kann, wird im aeroben Stoffwechsel trainiert. Unter dieser Voraussetzung brauchen sportliche Einsteiger keine Pulsuhr und müssen auch keine Angst vor Überforderung haben. Die Belastung ist automatisch genau richtig, wenn sie ihr Training nach »ihrer Nase« ausrichten. Mit der Nasenatmung lässt sich der Atemanhaltewert schrittweise steigern.

Sportler erlangen durch die strikte Nasenatmung eine leichtere Atmung während des Trainings. Das Stickstoffmonoxid aus der Nasenschleimhaut weitet die Blutgefäße in der Lunge und optimiert den Gasaustausch. Die Atmung wird wirksamer und die Herzfrequenz sinkt. Die höhere Sauerstoffkapazität wirkt sich positiv auf den $VO_2$max-Wert aus. Bei Spitzenleistungen muss weniger mit Atemnot gekämpft werden und in den Muskeln bildet sich weniger Laktat. Zusätzlich zur Nasenatmung können Atemanhalteübungen die sportliche Leistung anheben. Diese kann fast jeder durchführen, weil sie weniger anstrengend sind als ein Intervalltraining. Werden sie während eines Trainings ausgeführt, ist der Effekt sogar vergleichbar. Die Konzentration des Kohlendioxids kann so weiter erhöht werden. Von der Wirkung auf die Mitochondrien und auf die Blutkörperchen profitieren die Muskelzellen. Sie können den Sauerstoff besser nutzen, um eine bestimmte Leistung zu erbringen. In einer Studie konnte der Zusammenhang zwischen Atemanhalteübungen und einer verbesserten Laufökonomie nachgewiesen werden. Der leichte Lufthunger, der

Info

## DIE PASSENDE BELASTUNG WÄHLEN

Der Atemanhaltetest liefert auch Anhaltspunkte für die passende Intensität Ihres Trainings. Die Angaben beziehen sich auf ein Ausdauertraining mit Nasenatmung von etwa 30 Minuten. Die Einstellung des Widerstands bei Hometrainern (zum Beispiel Fahrrad, Crosstrainer oder Rudergerät) richtet sich ebenfalls nach der Fähigkeit, kontinuierlich durch die Nase atmen zu können.

**UNTER 10 SEKUNDEN:** langsames Gehen mit schrittweiser Verlängerung der Distanz, Radfahren ohne Widerstand (Hometrainer) beziehungsweise auf ebener Strecke draußen.

**10–25 SEKUNDEN:** schnelles Gehen oder Walken bis leichtes Joggen, Fahrradtouren mit leichten Steigungen.

**25–40 SEKUNDEN:** mittleres bis schnelles Tempo beim Joggen oder Radfahren, Routen mit eingeplanten Steigungen, auf flacher Strecke das Tempo 5- bis 7-mal erhöhen, zügiges Treppensteigen über mehrere Stockwerke beziehungsweise an Hanglagen.

**ÜBER 40 SEKUNDEN:** schnelles bis sehr schnelles Tempo beim Joggen oder Radfahren, Routen mit anspruchsvollen Steigungen, das Tempo 5- bis 7-mal auch an Steigungen erhöhen, längere Treppen hinaufjoggen oder einzelne Stufen hochhüpfen.

**TIPP:** Am besten den Atemanhaltetest vor und nach dem Training durchführen. Wenn die Atemanhaltedauer noch etwa 1 Stunde nach dem Sport erhöht ist, dann haben Sie die passende Intensität des Trainings gewählt und richtig geatmet. Bei einem niedrigeren Wert kann davon ausgegangen werden, dass die gewählte Belastung für eine kontrollierte Atmung zu hoch war.

bei den Übungen eintritt, kräftig die Atemmuskeln, was sich ebenfalls positiv auf das Trainingsergebnis auswirken kann.

Der leichte Sauerstoffmangel, der beim Training durch Nasenatmung und Atemanhalteübungen entsteht, kann durch Hypoxieanwendungen noch präziser ausgelöst werden. Leistungssportler nutzen diese Methode schon viele Jahre. Für Menschen, die ihre Fitness schneller steigern wollen oder sich aus gesundheitlichen Gründen nur sehr leicht belasten dürfen, ist ein Hypoxietraining ebenfalls ideal.

## DIE UMSTELLUNG AUF NASENATMUNG

Für Sportler ist es empfehlenswert, während ihrer Trainingseinheiten zu beobachten, ob sie bei jeder Belastung durch die Nase atmen können. Findet beispielsweise beim Joggen bergauf ein Wechsel zur Mundatmung statt, wäre es naheliegend, die Atmung umzustellen und die Belastung anzupassen. Alle, die den Wunsch nach mehr körperlicher Leistungsfähigkeit haben, sollten prüfen, wann bei ihnen der Wechsel zur Atmung durch den Mund stattfindet. Geschieht es beim zügigen Gehen oder beim Treppensteigen? Das Trainingsziel ist auch hier eine kontinuierliche Nasenatmung.

Um Enttäuschungen vorzubeugen, sei eingeräumt: Am Anfang hat man eher das Gefühl, zu wenig Luft durch die Nase einatmen zu können. Hierzu sollte man wissen, dass die Nase mit einem Muskel vergleichbar ist. Sie muss sich erst daran gewöhnen, dass sie in Zukunft auch bei körperlicher Belastung genutzt wird. Die etwas unangenehme Luftnot entsteht, weil die Nasenlöcher beim Atmen wie ein zusätzlicher Widerstand wirken – was die Trainingsbelastung erhöht. Die gewohnte Leistung sollte dann vorübergehend so reduziert werden, dass wieder eine kontinuierliche Nasenatmung möglich ist. Dieser freiwillige Rückschritt in der Trainingsbelastung lohnt sich aber auf jeden Fall, wie Sie hoffentlich schon erkannt haben.

Es gibt einen Kompromiss, den man nur als Übergangslösung akzeptieren sollte: die Empfehlung von manchen Sporttrainern, bei körperlicher Belastung durch die Nase ein- und durch den Mund auszuatmen. Diese Atemtechnik ist besser als eine reine Mundatmung, aber nicht so wirkungsvoll wie eine reine Nasenatmung. Die Wirkung des Stickstoffmonoxids kann für die Öffnung der Atemwege genutzt werden. Es kommt auch zu einem gewissen Anstieg des Kohlendioxids. Das bringt durchaus schon einen gewissen Nutzen, aber es ist noch mehr Leistungssteigerung möglich.

## HÄUFIG UNTERSCHÄTZT: AUFWÄRMEN

Mit der geänderten Atemtechnik entsteht eine gewisse Atemlosigkeit, der man mit einem kleinen Aufwärmprogramm vorbeugen kann. Überhaupt ist Aufwärmen vor einer körperlichen Aktivität wichtiger, als viele meinen. Man sollte es nicht als Zeitverschwendung sehen, sondern als Vorbereitung für den Körper, um beim anstehenden Training die gesamte Energie abrufen zu können. Vor allem Sportler, die aus Ungeduld diese Phase überspringen oder verkürzen, bringen sich um ihre volle Leistungsfähigkeit und erhöhen zusätzlich noch ihr Verletzungsrisiko. Ein gutes Aufwärmprogramm hilft dem Körper bei der körperlichen Belastung, effektiver zu arbeiten. Bereits beim Warmmachen produzieren die Muskeln vermehrt Kohlendioxid. Die Anreicherung kann noch durch Atemanhalteübungen weiter gesteigert werden. Die erhöhte Konzentration bringt schon zu Beginn mehr Sauerstoff zu den Mitochondrien. Die Atmung fällt leichter, wenn die Blutgefäße und Atemwege geweitet sind. Die Sauerstoffabgabe an das Gewebe und die Organe verbessert sich. 2–3 Minuten Aufwärmphase sind für Sportler für ein Training über 30 Minuten definitiv zu wenig, um den Körper auf die bevorstehende Belastung vorzubereiten. 10 Minuten und länger, vor allem bei kalten Temperaturen, sollte sich jeder Zeit

Info

## AUFWÄRMPROGRAMM FÜR EINE BESSERE ATMUNG

*Egal, welches Training geplant ist, der Körper sollte darauf vorbereitet werden. Das folgende Programm eignet sich für alle Sportarten.*

### Atemmuskulatur dehnen

Sinnvoll ist es, den Oberkörper zur Lockerung der Atemmuskulatur vor dem Training etwas zu dehnen, wie zum Beispiel durch Recken und Strecken der Arme nach oben, vorne und zur Seite.

### Durchblutung in Schwung bringen

Diese drei Übungen sollten ohne Unterbrechung aufeinanderfolgen. Nach Möglichkeit während der gesamten Dauer in Bewegung bleiben.

1. Beim langsamen Gehen, Radfahren oder Rudern sich für kurze Zeit nur auf die Atmung konzentrieren. Ruhig durch die Nase einatmen, spüren, wie sich der Bauch leicht nach außen wölbt und sich beim Ausatmen wieder sanft nach innen bewegt.
2. Während der Ein- und Ausatmung leise im Kopf zählen oder die Länge des Atemzugs anhand von Schritten bestimmen, um ein Gefühl für die Dauer zu bekommen. Einen Rhythmus finden, der sich angenehm anfühlt, und etwa 2–3 Minuten so fortfahren. Nach Möglichkeit etwas kürzer ein- und etwas länger ausatmen.
3. Die Bewegungsgeschwindigkeit wird nun etwas gesteigert. Jetzt die Luft nach dem Ausatmen so lange anhalten, bis sich die ersten Anzeichen für einen Atemimpuls bemerkbar machen. Bei den nachfolgenden 2–3 Atemzügen sollte so normal wie möglich geatmet werden, dann wird der Atem wieder gestoppt. Etwa 6-mal sollten die Atemanhalteübungen, aufgeteilt in zwei Zyklen, gemacht werden, bis mit dem regulären Training begonnen wird.

nehmen. Ob die Vorbereitungszeit ausgereicht hat, lässt sich relativ schnell beim Training feststellen. Zu eilig war man beispielsweise, wenn man sich in den ersten 10–20 Minuten noch etwas kurzatmig und schwerfällig fühlt. Bei einer perfekten Vorbereitung ist die maximale Leistung bereits in der ersten Hälfte des Trainings abrufbar. Auch das Gefühl, nach Trainingsende noch ewig weitermachen zu können, spricht nicht für ein effektives Training, weil die Belastung dann wahrscheinlich zu leicht war.

## PRAXISTIPPS FÜR DEN EINSTIEG

Die Umstellung von Mund- auf Nasenatmung ist einfach, aber es ist langwierig, bis es dauerhaft klappt. Für den Übergang hilft es, mit der Atmung zu experimentieren. Vor allem Ausdauersportarten wie Laufen, Rudern oder Radfahren bieten sich an, weil sie aus gleichmäßigen Bewegungen bestehen.

Als Einstieg kann man mit unterschiedlicher Geschwindigkeit trainieren und beobachten, wie lange es möglich ist, durch die Nase zu atmen. Am besten das Tempo nur leicht beschleunigen und eher früher als später wieder verlangsamen. Es sollte immer möglich sein, auch bei der weiteren Bewegung, durch die Nase zu atmen. Eine andere Idee: Die Atmung mit einzelnen Bewegungen wie Schritten oder Ruderzügen begleiten, wie zum Beispiel drei Schritte einatmen und drei Schritte ausatmen. Eine Steigerung wäre, die Ausatmung schrittweise zu verlängern oder das Tempo zu erhöhen. Eine Zwischenstufe ist, zwischen den Schritten für Ein- und Ausatmung einen Schritt die Luft anzuhalten. Sobald Sie es schaffen, während der Bewegung komplett durch die Nase zu atmen, können Sie mit den Übungen im Praxisteil (ab Seite 120) beginnen.

Wer kein Fan von Ausdauersportarten ist, kann auch im Fitnessstudio an seiner Atemtechnik arbeiten. Je nach Trainingsart finden sich etliche Möglichkeiten, die Atmung miteinzubeziehen. Es braucht nur etwas Fantasie. Bei freien Übungen mit dem eigenen Körpergewicht können beispielsweise einzelne Bewegungsabschnitte bewusst mit der Atmung kombiniert werden. Ganz ähnlich funktioniert es mit elastischen Bändern, leichten Hanteln oder Seilzügen. Einfach einmal ausprobieren, bei welchen Bewegungsabläufen ein- und ausgeatmet werden kann. Wichtig ist nur, dass es während des Trainings zu keiner Stoß- oder Pressatmung kommt.

Das Kursangebot ist in vielen Fitnessstudios ideal für eine Umstellung auf Nasenatmung. Mit Spaß und Abwechslung fällt es leichter. Bei sehr intensiven Angeboten, wie beispielsweise Zumba oder Zirkeltraining, reicht es meist schon aus, nur konsequent durch die Nase zu atmen, um einen Trainingseffekt zu erzielen. Besonders interessant sind Kurse wie zum Beispiel Pilates, Tai-Chi oder Yoga, bei denen die Atmung ein fester Bestandteil ist. Der Aufforderung, lauter und stärker zu atmen, die von manchen Trainern ausgesprochen wird, sollten Sie allerdings nicht folgen. Diese Empfehlung wäre kontraproduktiv.

Atmen Sie auch beim Sport immer so leise, sanft und langsam, wie Sie können. Wenn Sie mal zwischendurch zur Mundatmung wechseln müssen, ist es kein Problem. Halten Sie einfach danach die Luft für ein paar Sekunden an, um den Kohlendioxidgehalt wieder anzuheben.

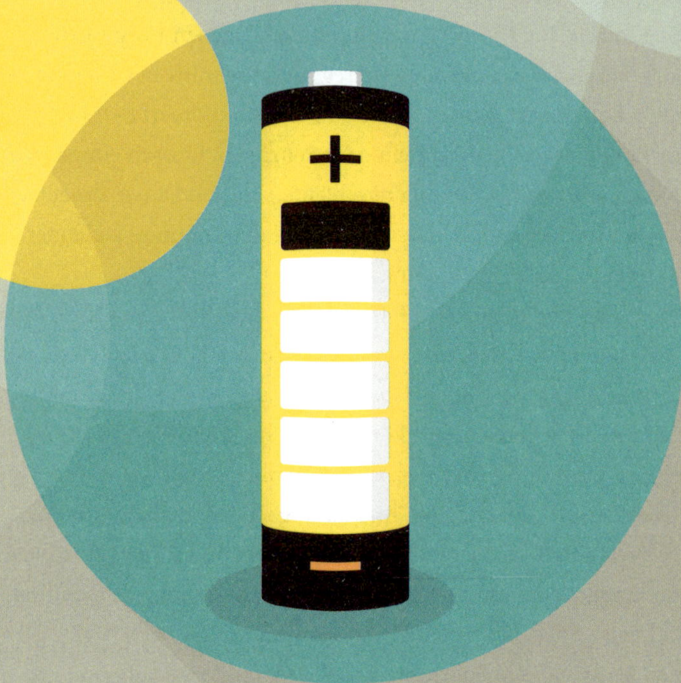

# 8 Den Energielevel erhöhen

*Lassen Sie Ihre Energiequellen sprudeln! Mit einfachen Übungen, die kein Geld und nur ein bisschen Zeit kosten, oder mit einem Training an einem Hypoxiegerät, das schnelle Erfolge liefert.*

Wie es um Ihre Energiereserven bestellt ist, wissen Sie aufgrund des Atemanhaltetests aus dem ersten Kapitel (siehe Seite 10). Wenn Sie zu den Glücklichen gehören, die einen Wert von über 30 Sekunden haben, dann bietet Ihnen der Praxisteil ein Übungsprogramm, wie Sie Ihr körpereigenes Energiemangement noch verfeinern können. Sollte Ihr Ergebnis nicht so gut ausgefallen sein, müssen Sie sich keine Sorgen machen, denn gibt ganz einfache Möglichkeiten, es schnell zu verbessern. Mit den freien Übungen im Anschluss können Sie Ihren Energielevel innerhalb von 2–3 Wochen anheben. Für schnellere Verbesserungen und bei gesundheitlichen Problemen lassen sich die Übungen perfekt mit einem Hypoxietraining kombinieren.

Von einem Hypoxietraining profitieren alle, die den Wunsch nach mehr Energie, erholsamerem Schlaf, besserem Sex und einer schöneren Figur haben. Aber auch all jene, die unter chronischen Krankheiten oder Stress leiden. Wer die Kosten nicht scheut, kann sich auch ausschließlich auf das Training an einem Hypoxiegerät konzentrieren. Die Lust, mehr für den eigenen Körper zu tun, kommt später mit der zurückgewonnenen Energie meist von ganz alleine.

Ob Sie sich für die freien Übungen oder ein Hypoxietraining entscheiden, ist letztendlich egal. Beide verfolgen das gleiche Ziel, nur auf unterschiedlichen Wegen. Beim Hypoxietraining atmen Sie ganz entspannt sauerstoffreduzierte Luft durch eine Maske ein. Nach und nach sinkt die Sauerstoffsättigung im Blut. Da dies bei freien Übungen nicht so einfach möglich ist, außer Sie fahren in die Berge, wird dort über eine Atemtechnik der Kohlendioxidgehalt erhöht und die Sauerstoffaufnahme im Körper gesenkt. Beide Herangehensweisen führen zu einer ähnlichen Situation. Es entsteht ein leichter Sauerstoffmangel in den Mitochondrien, der sie dazu animiert, ihre Leistung zu steigern. Langfristig wirken sich die freien Übungen und die Hypoxieanwendungen wie ein Zelltraining aus. Alle Mitochondrien im Körper werden trainiert, mehr Energie zu produzieren. Wie Sie bald erkennen werden:

Sich besonders anstrengen oder schwitzen, wie mit schweren Gewichten in einem Fitnessstudio, muss man dafür nicht unbedingt. Nimmt man es ganz genau, dann bräuchten Sie weder die vorgeschlagenen freien Übungen noch ein Hypoxietraining zu machen. Allein schon durch eine kontinuierliche Nasenatmung werden sich Ihre Testergebnisse verbessern. Mit jedem wohldosierten Atemzug durch die Nase unterstützen Sie Ihren Körper bereits bei der Energiegewinnung. Allerdings wird Ihnen die Umstellung auf eine reduzierte Nasenatmung mit den freien Übungen und den Hypoxieanwendungen viel leichter fallen. Beim Atemanhaltetest werden Sie rascher höhere Ergebnisse erzielen. Sie können also schneller von mehr Energie und sportlicher Leistungsfähigkeit im Alltag profitieren. Vor allem bei gesundheitlichen Problemen sollten Sie sich ein Herz fassen.

Info

### DAS TRAININGSZIEL FÜR DIE ATMUNG

*Mit den folgenden Programmen wird sich Ihre Atmung so verändern, dass Sie mit jedem Atemzug mehr Energie bekommen:*

- weniger Atemzüge pro Minute
- mühelose, sanfte und ruhige Atemzüge
- kaum sichtbare Atembewegungen
- flachere Atmung bis in den Bauch
- zwischen den Atemzügen ein paar Sekunden Pause
- längere Ausatmung und kürzere Einatmung
- höherer Wert beim Atemanhaltetest
- weniger Atemlosigkeit bei körperlicher Aktivität

# ENERGIETRAINING OHNE GERÄT

Allein über die Atmung kann der Energielevel bereits angehoben werden. Für die folgenden Übungen brauchen Sie nur die Atmung, etwas Zeit und Regelmäßigkeit.
Die besten Übungen sind einfach und wirkungsvoll. Sie lassen sich schnell lernen und viel falsch machen kann man mit ihnen auch nicht. Was die Auswahl der Übungen betrifft, ist es empfehlenswert, eher weniger Übungen im Alltag umzusetzen, als sich eine größere Menge vorzunehmen. Denn es gilt die Regel: Lieber häufiger und kurz trainieren als selten und lange. Um wirken zu können, müssen die Übungen regelmäßig gemacht werden.
Ob die Übungen tatsächlich wirken, wird die Überprüfung mit dem Atemanhaltetest in den nächsten 2–3 Wochen zeigen. Der Test ist auch die beste Kontrolle, ob wirklich alles richtig gemacht wurde. Zum einen verlängert sich die Atemanhaltedauer immer weiter. Zum anderen werden Sie es natürlich auch selbst spüren. Sie werden weniger müde sein und wieder mehr Energie zur Verfügung haben. Häufig ist dann auch der richtige Zeitpunkt, das Training zu steigern.
Da die vorgestellten Programme aufeinander aufbauen, brauchen Sie, um weitere Fortschritte zu erzielen, keine neuen Übungen zu lernen. Mit ein paar kleinen Anpassungen können Sie sofort weitertrainieren. Was die folgenden Übungen außerdem auszeichnet: Für viele von ihnen brauchen Sie weder große Vorbereitungen noch zusätzliches Equipment. Obendrein können sie fast überall ausgeführt werden. Diese Vorteile sollten genutzt werden, um im Körper immer wieder verschiedene Prozesse anzustoßen. Hier funktioniert das Prinzip »Viel hilft viel«. Reservieren Sie sich jeden Tag Zeit zum Üben und nutzen Sie zwischendurch jede weitere Gelegenheit wie kurze Pausen oder Wartezeiten wie zum Beispiel den täglichen Abwasch, Kaffeekochen, Warten auf den Bus oder an jeder roten Ampel.

# ANLEITUNG FÜR DAS FREIE ATEMTRAINING OHNE GERÄT

Damit die Übungen richtig wirken können, dürfen sie nicht zu leicht und nicht zu schwer sein. Um einer Über- oder Unterforderung vorzubeugen, werden die Übungen nach den Ergebnissen des Atemanhaltetests ausgeführt. Je nach erreichter Atemanhaltedauer gibt es ein Basisprogramm mit Beschreibungen zur Ausführung und Angaben zur Häufigkeit. Es bildet die Grundlage des Trainings. Darüber hinaus gibt es noch Extraübungen. Sie ersetzen das Basisprogramm nicht und sind nur als Ergänzung gedacht. Falls Sie noch mehr Lust haben zu üben, sollte besser auf die Extras zurückgegriffen werden und nicht auf Übungen aus den anderen Programmen.

Die Übungen sind so angelegt, dass es zu einer Anreicherung von Kohlendioxid im Blut kommt. Langfristig sollten sich die Atemrezeptoren an die höhere Konzentration gewöhnen und die Atemfrequenz senken. Bereits während des Energietrainings kann sich der Kohlendioxidanstieg bemerkbar machen. Durch die Erweiterung der Blutgefäße fühlt sich der Körper oftmals wärmer an. Viele Anwender bekommen von der besseren Durchblutung rosige Bäckchen. Außerdem kann es vorkommen, dass sich im Mund vermehrt Speichel bildet. Das ist ein gutes Zeichen, denn es deutet darauf hin, dass der Entspannungsnerv Parasympathikus aktiv ist.

Wo es eine Wirkung gibt, können auch Nebenwirkungen auftreten. Eine Umstellung der Atmung ist eine sensible Angelegenheit. Im Körper werden verschiedene Stoffwechselprozesse angestoßen, die vorübergehend ein paar unangenehme Begleiterscheinungen mit sich bringen können. Typische Anzeichen, dass im Körper etwas ausgelöst wird, sind leichte Kopfschmerzen, ein bitterer Geschmack im Mund, Appetitlosigkeit, Übelkeit, Durstgefühl, Stimmungsschwankungen und Schleimabsonderungen wie zum Beispiel eine laufende Nase oder vermehrter Auswurf aus der Lunge. Bei einer eher niedrigen Atemanhaltedauer treten diese Übergangssymptome häufiger auf als bei höheren Werten. Bestehende Krankheiten können sich als erste Reaktion auf die Belastung vorübergehend verschlechtern. Aus diesem Grund sollte das Training bei Schwangeren, Typ-1-Diabetikern, Menschen mit einem transplantierten Organ oder mit einem erhöhten Blutungsrisiko, wie beispielsweise bei einem Aneurysma, von einem Arzt oder ausgebildeten Therapeuten begleitet werden. Auch eine Schlafapnoe kann auf Dauer zu Regulationsstörungen führen.

## KEINE VERÄNDERUNG, KEIN FORTSCHRITT

Bei fast allen Menschen verlängert sich die Atemanhaltedauer nach 2–3 Wochen, wenn die Übungen in der vorgeschlagenen Intensität und Dauer regelmäßig durchgeführt wurden. Falls sich die Werte nicht verändern, sollte mit einem fachkundigen Arzt oder Heilpraktiker nach der Ursache gesucht werden. Häufig findet sich bei sehr niedrigen Werten eine Regulationsblockade, die mit zur allgemeinen Schwächung beiträgt.

Bei der Ursachensuche sollte als Erstes abgeklärt werden, ob ein Vitalstoffmangel vorliegt. Stille Entzündungen werden ebenfalls häufig nicht bemerkt. Welchen Einfluss sie auf den Energielevel haben, zeigt sich an den ausbleibenden Fortschritten. Zähne und Zahnfleisch sind beliebte Orte für versteckte Entzündungen, aber auch die Mandeln, Nasen- und Stirnnebenhöhlen. Finden Zahn- und HNO-Arzt nichts, sollte als Nächstes nach dem Darm geschaut werden.

Info

## TIPPS FÜR DAS ATEMTRAINING OHNE GERÄT

*Vor allem wenn Sie erst mit den Atemübungen anfangen, hilft Ihnen diese kleine Anleitung, schnell gute Ergebnisse zu erzielen.*

**DER BESTE ZEITPUNKT:** Die Übungen können zu jeder Tageszeit durchgeführt werden, wichtig ist nur, dass sie nicht direkt nach einer Mahlzeit gemacht werden. Ein idealer Zeitpunkt, vor allem bei Einschlafstörungen, ist kurz vor dem Zubettgehen.

**SICHER TRAINIEREN:** Den Puls während der Übungen zu messen, hilft, um ein Gefühl für das Training und den eigenen Körper zu bekommen. Vor allem für Anwender mit einem niedrigen Atemanhaltewert bietet die Messung eine gute Kontrolle. Bei einer Pulserhöhung um 30 Prozent bitte die Trainingsintensität senken. Tritt plötzliches Herzklopfen auf, eine Pause machen oder aufhören.

**RICHTIGE ATMUNG:** Wichtig ist, dass bei allen freien Übungen durch die Nase geatmet wird. Die Atmung sollte entspannt bis in die unteren Lungenbereiche fließen. Die Schultern sind immer locker. Der Brustkorb hebt und senkt sich nur wenig.

**HALTUNG EINNEHMEN:** Wenn Sie einen sehr niedrigen Atemanhaltewert haben (unter 10 Sekunden) können Sie die Übungen gerne im Liegen oder halb liegend in einem Sessel machen. Alle anderen Anwender sollten im Sitzen üben, wenn es keine anderen Angaben gibt. Die beste Sitzposition ist auf der Stuhlkante mit gerader Wirbelsäule. Der Nacken ist leicht gestreckt, das Kinn im rechten Winkel zum Hals. Die Unterarme können auf einem Tisch oder den Stuhllehnen abgelegt werden. Die Oberschenkel sollten waagrecht oder leicht abwärts zum Boden zeigen. Sind sie nach oben gerichtet, verliert das Zwerchfell an Beweglichkeit.

**VORAB MESSEN:** Bevor Sie beginnen, ist es sinnvoll, den Puls zu messen und den Atemanhaltetest zu machen. Für einen späteren Vergleich notieren Sie sich Ihre Ergebnisse.

**TASCHENTUCH BEREITHALTEN:** Bei der Umstellung auf Nasenatmung »läuft« die Nase häufig. Mit der Gewöhnung an die Nasenatmung verschwindet das Phänomen beim Training und im Alltag.

**SANFTES AUSATMEN:** Bei allen Atemanhalteübungen wird vor dem Luftanhalten normal tief ausgeatmet. Es reduziert den Luftgehalt in der Lunge und führt zu einem schnelleren Anstieg von Kohlendioxid im Blut. Die Atemanhaltedauer wird zwar verkürzt, aber es ermöglicht eine stärkere und schnellere Reaktion.

**TRAININGSKONTROLLE:** Wenn Sie wissen wollen, ob Sie alles richtig gemacht haben, dann wiederholen Sie den Atemanhaltetest 1 Stunde nach dem Training. Die Atemanhaltedauer sollte sich nach einer Trainingszeit von 15–20 Minuten im Vergleich zum Vortest um 3–7 Sekunden verlängert haben. Fällt sie kürzer aus, war die Belastung zu hoch.

**HINWEIS:** Wenn Sie zwischenzeitlich etwas essen, verkürzt sich die Atemanhaltedauer wieder. Auch nach einem härteren körperlichen Training, wie es für Anwender mit einer längeren Atemanhaltedauer empfohlen wird, fällt der Wert erst bei der nächsten Morgenmessung höher aus. Bei den meisten Menschen ist der Puls direkt nach dem Training niedriger als davor. Wenn das nicht der Fall ist, sollte er noch einmal nach 10 Minuten gemessen werden. Bleibt der Puls weiterhin erhöht, war das Training wahrscheinlich zu intensiv.

**TIPP:** Den Atem anzuhalten, ist am Anfang ungewohnt. Etwas leichter fällt es, wenn Sie dabei den Kopf nach rechts und links drehen, sich auf einem Tisch aufstützten, die Arme ausbreiten, sich Hände oder Ohren reiben, die Füße kreisen lassen oder einfach etwas lächeln.

# TRAININGSPROGRAMME OHNE GERÄT

## Level 1 Unter 10 Sekunden

Mit dem Trainingsprogramm können Sie viel erreichen, wenn Sie sich ausreichend Zeit nehmen. Im Gegensatz zu den anderen Levels müssen Sie besonders vorsichtig vorgehen. Eine Anhebung des Energielevels ist nur möglich, wenn Sie sich ohne Anspannung und Druck Ihrer Atmung widmen. Steigen Sie in Ihrem Tempo in das Programm ein und tasten Sie sich langsam an die einzelnen Übungen heran. Es ist wichtiger, dass Sie beim Training immer entspannt bleiben, als alle Aufgaben und Angaben gleich perfekt zu erfüllen. Sobald Sie merken, dass Sie sich anstrengen müssen, beenden Sie die Trainingseinheit sofort. Sie werden trotzdem nach und nach mehr Energie gewinnen, vor allem wenn Sie außerhalb des Trainings häufiger durch die Nase atmen. In Ihrem Fall ist die Umstellung auf eine durchgehende Nasenatmung erst einmal viel wichtiger als die vollständige Durchführung der Übungen. Gehen Sie es entspannt an, sammeln Sie Erfahrungen mit diesem Programm. Wenn Sie allerdings feststellen, dass es zu keinen weiteren oder gar keinen Veränderungen kommt, dann sollten Sie über weitere Maßnahmen nachdenken. Da meist mehrere gesundheitliche Ursachen vorliegen, reicht manchmal ein einziger Ansatz wie dieses Trainingsprogramm nicht aus und es braucht weitere für den Energiekick. Häufig liegt bei sehr niedrigen Atemanhaltewerten ein Vitalstoffmangel, eine Belastung mit Umweltgiften, Hormonstörungen oder eine chronische Entzündung vor. Leider reicht für die Abklärung selten ein normaler Bluttest aus. Außerdem brauchen Sie einen Arzt oder Heilpraktiker, der sich mit dem Zellstoffwechsel auskennt.

## Basisprogramm Level 1

### 1. Übung (4-mal am Tag)

**Ausführung:** Atmen Sie durch die Nase ein und machen eine kurze Pause. Atmen Sie durch die Nase aus und machen wiederum eine kurze Pause. Es wird die ganze Zeit nur durch die Nase geatmet.
**Dauer / Rhythmus:** 2 Minuten in diesem Rhythmus.
**Fehlerquellen:** Die Luft wird zu lange angehalten, dadurch vertieft sich die Atmung wieder.

### 2. Übung (4-mal am Tag)

**Ausführung:** Atmen Sie ganz entspannt ein paar Atemzüge durch die Nase ein und aus. Dann halten Sie die Luft nach der Ausatmung so lange an, wie es für Sie angenehm ist. Danach sollten Sie ganz normal durch die Nase weiteratmen können.
**Falls die Übung zu leicht ist, ein Upgrade:** Atmen Sie ganz entspannt ein paar Atemzüge durch die Nase ein und aus. Dann halten Sie die Luft nach der Ausatmung für etwa 5 Sekunden an. Wenn Ihnen 5 Sekunden leichtfallen, steigern Sie die Dauer.
**Dauer / Rhythmus:** Der Atem wird 4-mal nach dem Ausatmen angehalten, zwischen jedem Luftanhalten wird etwa 1 Minute völlig normal geatmet.
**Fehlerquellen:** Die Luft wird zu lange angehalten, dadurch vertieft sich die Atmung wieder.

### 3. Übung im Alltag (2-mal am Tag)

**Ausführung:** Machen Sie einen kleinen Spaziergang, möglichst auf ebenem Gelände. Passen Sie Ihre Gehgeschwindigkeit so an, dass Sie kontinuierlich durch die Nase atmen können.
**Dauer / Rhythmus:** 10–15 Minuten Nasenatmung beim Gehen, wenn Sie sich dazu in der Lage fühlen, auch länger oder häufiger.

## PLUS+

**Ausführung:** Legen Sie sich auf Ihr Bett oder Ihre Couch in Rückenlage. Der Oberkörper sollte etwas erhöht liegen, damit Sie gut Luft bekommen und Ihre Bauchdecke entspannt ist. Atmen Sie ein paarmal entspannt durch die Nase ein und aus. Nach dem letzten Einatmen beginnen Sie beim Ausatmen leise mehrmals von 1 bis 10 zu zählen, bis Sie irgendwann nur noch Ihre Lippen bewegen können, weil Ihre Lungen leer sind. Ihre Bauchdecke und Ihr Zwerchfell sind am Ende eingezogen. Holen Sie dann wieder Luft und atmen Sie für 1–2 Minuten normal durch Nase.
**Dauer / Rhythmus:** Wiederholen Sie diese Übung 2- bis 3-mal, wenn Sie sich dazu in der Lage fühlen, auch häufiger.

Info

### MEHR STICKSTOFFMONOXID – MEHR ENTSPANNUNG

Schon einfaches Summen steigert die Stickstoffmonoxidkonzentration – verglichen mit einer normalen Ausatmung ungefähr um das 5-Fache, wie Wissenschaftler herausfanden. Das beeindruckende Ergebnis einer schwedischen Studie ist nicht verwunderlich, wenn man bedenkt, dass Summen bei einigen Meditationstechniken fester Bestandteil ist.
In einer anderen Studie untersuchte man die Freisetzung von Stickstoffmonoxid nach dem Verzehr von dunkler und weißer Schokolade anhand des Blutdrucks. Zu einer Absenkung kam es nur bei den Teilnehmern, die jeden Tag zwischen 20 und 22 Uhr Bitterschokolade aßen. Das Körpergewicht veränderte sich nicht. Die schlechte Nachricht: Es reichen bereits 6 Gramm am Tag für eine gesundheitsfördernde Wirkung.

# EXTRA: WENIGER ATMEN, MEHR SAUERSTOFF

Die Theorie, dass weniger Atmen dem Körper mehr Sauerstoff zuführen kann, stammt von dem ukrainischen Arzt Professor Dr. Konstantin Pavlovich Buteyko (1923–2003). In seiner Jugend fiel er als begnadeter Mechaniker auf. Während des Zweiten Weltkriegs nutzte die sowjetische Armee sein Geschick 4 Jahre lang an der Front für die Reparatur von Panzern und Geschützen. Trotz seines Talents entschied er sich nach dem Krieg für ein Medizinstudium. Er studierte an der renommierten Ersten Moskauer Staatlichen Medizinischen Universität und schloss 1952 mit dem Prädikat cum laude ab.

Schon als junger Arzt beobachtete Buteyko, dass sich bei seinen Patienten die Atmung verstärkte, je schlechter es ihnen ging. Sie atmeten vermehrt durch den Mund. Ihre Atemzüge wurden hörbar und immer häufiger. Außerdem fiel ihm bei vielen Patienten der hohe Blutdruck auf – vermutlich, weil er selbst unter lebensgefährlich hohen Werten litt. Wahrscheinlich war dies der Grund, dass er eines Tages seine Atemweise mit der seiner Patienten verglich. Da sie ähnlich schwer und mühsam war, begann er, mit seiner Atmung zu experimentieren. Buteyko fing an, ruhiger und weniger zu atmen. Er achtete auch darauf, nur noch durch die Nase Luft zu holen. Mit Erstaunen stellte er fest, dass die Kopfschmerzen, die ihn aufgrund seines hohen Blutdrucks ständig plagten, innerhalb kurzer Zeit verschwanden. Auch der Bluthochdruck selbst normalisierte sich mit der veränderten Atmung. Aber sobald er seine Atemfrequenz wieder erhöhte, stieg sein Blutdruck wieder an. Die übermäßige Atmung war also nicht Folge, sondern Ursache für seinen Bluthochdruck und seine Schmerzen.

Nach dieser Entdeckung beschloss Buteyko, sein Leben dem Studium der Atmung zu widmen. Er verließ die Moskauer Krankenhäuser und nahm in einer Einrichtung der Akademie der Medizinischen Wissenschaften in Mittelsibirien seine Forschungstätigkeit auf. Unter großer Geheimhaltung sollte er für das sowjetische Weltraumprogramm die idealen Atemparameter für Astronauten herausfinden.
Für seine Atmungsexperimente standen Buteyko 200 Forscher und Assistenten zur Verfügung. Sein Laboratorium für funktionelle Diagnostik war mit Spitzentechnologie ausgestattet. Mit dieser einzigartigen technischen Ausstattung konnte Buteyko bei jedem Atemzug seiner Probanden viele verschiedene Atemparameter rund um die Uhr gleichzeitig ermitteln. Mit jedem Atemzug entstanden unzählige Messdaten, die mit einem Computer erfasst und später analysiert wurden.

## Forschung auf höchstem Niveau

Buteyko wollte die Zusammenhänge zwischen Atmung und Krankheit verstehen. Dafür untersuchte er über 1000 Menschen in seinem Labor. Immer wieder machte er die gleiche Feststellung: Menschen mit Bluthochdruck, Asthma oder anderen chronischen Leiden atmen oft durch den Mund und außerdem zu häufig. Aufgrund seiner Tests wusste er, dass es ihnen nicht an Sauerstoff im Blut mangelte, sondern an Kohlendioxid. Er war sicher, dass ein höherer Wert die Menschen gesund halten und sie auch heilen könnte. Sie müssten dafür einfach nur weniger atmen.
Durch seine Erkenntnisse und die jahrelange Forschung entwickelte und optimierte Buteyko seine Methode zur Wiederherstellung einer ruhigen, gleichmäßigen Atmung. 1985 wurde sie offiziell vom russischen Gesundheitsministerium anerkannt. 1988 gründete Buteyko in Moskau die Buteyko-Klinik. In seiner Klinik behandelte er neben Asthma auch andere Erkrankungen. In Russland und vielen anderen Ländern ist die Buteyko-Methode anerkannt und verbreitet.

## Level 2 10 bis 25 Sekunden

Die Empfehlungen dieses Trainingsprogramms richten sich danach, mit welcher persönlichen Atemanhaltedauer Sie in diesem Level beginnen. Sie teilen sich in zwei Unterkategorien – in eine mit Werten unter 20 Sekunden und in eine über 20 Sekunden.

Bei Werten unter 20 Sekunden ist die Erholungsfähigkeit oft zu gering. Es besteht das Risiko, sich zu überfordern. Gerade das anfängliche Verlangen, den Leidensdruck zu verringern, oder die ersten Erfolge eines steigenden Energielevels können bei Werten unter 20 Sekunden dazu verleiten, sich zu überfordern. Das Verhältnis zwischen Anspannung und Entspannung muss jedoch ausgewogen sein. Ein Atemanhaltetest am Morgen oder eine regelmäßige Messung der Herzratenvariabilität helfen, das richtige Maß zu finden.

Gehen Sie es langsam an. Konzentrieren Sie sich auf eine kontinuierliche Nasenatmung. Wenn Sie sich jetzt die Zeit nehmen und sorgsam vorgehen, können Sie die Weichen für die Höhe Ihres Energielevels in den nächsten Jahren stellen. Gelingt die Anhebung, ist das der direkte Weg zu einer besseren Gesundheit.

Alle Anwender mit Werten über 20 Sekunden können mit einem leichten sportlichen Training beginnen. Auch wenn es schwerfällt: Beginnen Sie trotzdem mit Bedacht. Ihre frühere Leistungsfähigkeit ist für einen Neustart nicht der richtige Maßstab. Was mit Anfang 20 möglich war, ist mit Anfang 40 nur mit Vorbereitung machbar. Atmen Sie konstant durch die Nase, um nicht der Versuchung zu erliegen, sich zu überfordern. Die Beibehaltung der Nasenatmung ist der beste Gradmesser für Ihre sportlichen Aktivitäten. Sobald Sie nicht mehr durch die Nase atmen können, ist die Belastung zu hoch. Am Anfang wird es nicht einfach sein. Aber wenn Sie durchhalten, können Sie dank Ihrer Nase wieder an frühere Leistungen anknüpfen.

## Basisprogramm Level 2

### 1. Übung (4-mal am Tag)

**Ausführung:** Sie atmen durch die Nase ein, machen 5 Sekunden Pause, atmen durch die Nase aus und machen anschließend wieder 5 Sekunden Pause.
**Dauer / Rhythmus:** 2 Minuten mit einer Pause von jeweils 5 Sekunden zwischen Ein- und Ausatmung.
**Fehlerquellen:** Die Luft wird zu lange angehalten, dadurch vertieft sich die Atmung wieder.

### 2. Übung (4-mal am Tag)

**Ausführung:** Atmen Sie ganz entspannt ein paar Atemzüge durch die Nase ein und aus. Dann versuchen Sie, etwas kürzer einzuatmen und etwas länger auszuatmen. Wenn Sie sich an den Rhythmus gewöhnt haben, halten Sie die Luft nach dem Ausatmen so lange an, bis Sie die ersten Anzeichen für einen Atemimpuls spüren. Danach fahren Sie mit der kürzeren Einatmung und längeren Ausatmung fort.
**Dauer / Rhythmus:** Insgesamt den Atem 10-mal anhalten. Zwischen jedem Luftanhalten für 1 Minute mit der kürzeren Ein- und längeren Ausatmung fortfahren.
**Falls die Übung zu leicht ist, ein Upgrade:** Atmen Sie ganz entspannt ein paar Atemzüge durch die Nase ein und aus. Dann atmen Sie 4–6 Sekunden durch die Nase ein und etwa 8–10 Sekunden aus. Wenn Sie sich an den Rhythmus gewöhnt haben, halten Sie die Luft nach dem Ausatmen so lange an, bis Sie die ersten Anzeichen für einen Atemimpuls spüren. Danach atmen Sie wieder kürzer ein und genüsslich länger aus.
**Dauer / Rhythmus Upgrade:** Insgesamt den Atem 10-mal anhalten. Zwischen jedem Luftanhalten 1 Minute lang 4–6 Sekunden ein- und 8–10 Sekunden ausatmen.

**Wichtig:** Bevor Sie die Länge der Ein- und Ausatmung vergrößern, sollte sich insgesamt als Erstes eine Verlängerung der Atemanhaltedauer abzeichnen.
**Fehlerquellen:** Die Luft wird zu lange angehalten, dadurch vertieft sich die Atmung wieder.

## 3. Übung im Alltag (2-mal am Tag)

**Ausführung:** Machen Sie einen kleinen Spaziergang möglichst im ebenen Gelände. Gehen Sie ein paar Schritte und prüfen Sie, ob Sie nur durch die Nase atmen können. Atmen Sie ganz entspannt ein paar Atemzüge ein und aus. Dann halten Sie die Luft nach dem Ausatmen so lange an, wie es für Sie angenehm ist. Gehen Sie während des Luftanhaltens weiter und zählen Sie Ihre Schritte. Danach machen Sie etwa 6–10 Schritte bei normaler Atmung und halten erneut die Luft an.
**Dauer / Rhythmus:** Wiederholen Sie die Übung, sodass Sie insgesamt den Atem 10-mal während des Gehens anhalten.

## PLUS+

**Ausführung:** Setzen Sie sich mit geradem Rücken auf einen Stuhl. Atmen Sie ein paarmal entspannt durch die Nase ein und aus. Nach dem letzten Einatmen beginnen Sie beim Ausatmen leise mehrmals von 1 bis 10 zu zählen, bis Sie irgendwann nur noch Ihre Lippen bewegen können, weil Ihre Lungen leer sind. Ihre Bauchdecke und Ihr Zwerchfell sind am Ende eingezogen. Holen Sie dann wieder Luft, atmen Sie 1–2 Minuten normal durch die Nase.
**Dauer / Rhythmus:** Wiederholen Sie die Übung 4- bis 5-mal, wenn Sie sich dazu in der Lage fühlen, auch häufiger.

# EXTRA:
# DAS ENERGIESYSTEM ANFEUERN

Seit über 1000 Jahren wird die Tummo-Atmung von tibetischen Mönchen praktiziert. Da die Meditationsmethode intensive Energieschübe auslöst, war ihre Ausübung in den Klöstern nur fortgeschrittenen Mönchen vorbehalten. Außerhalb der Bergwelt des Himalaja war die Tummo-Atmung bis Anfang des 20. Jahrhunderts unbekannt. Es war die belgisch-französische Abenteurerin Alexandra David-Néel (1868–1969), die auf ihrer spirituellen Pilgerfahrt 1923 bis 1925 durch Indien und Tibet die Atemtechnik kennenlernte. Ein heiliger Mann unterwies sie, wie sie mit dieser Atmung bewusst ihre Körpertemperatur gegen die Kälte erhöhen konnte. Für sie hatte die Tummo-Atmung nichts mit Religion zu tun. Es war lediglich eine Technik, die sie häufig einsetzte, um ihre Reise auf 6000 Metern Höhe gesund fortsetzen zu können.

## Altes Wissen von tibetischen Mönchen

Als Alexandra David-Néel von ihrer Reise nach Paris zurückkehrte, beschrieb sie in ihrem Buch *Meine Reise nach Lhasa* diese besondere Atemtechnik. Allerdings wollte ihr kein Mediziner glauben, dass es nur über die Atmung möglich sei, sich warm zu halten. Auch war man zur damaligen Zeit weit davon entfernt, in Betracht zu ziehen, dass die Tummo-Atmung das Immunsystem stärken und Krankheiten heilen könnte. Erst als im Laufe des 20. Jahrhunderts immer mehr Reisende von Mönchen berichteten, die viele Stunden mit freiem Oberkörper im Schnee meditierten, änderte sich langsam die Haltung.
Die Technik, die Alexandra David-Néel auf ihrer Reise warm hielt, weckte also erst viele Jahrzehnte später das wissenschaftliche Interesse.

Forscher machten sich auf den Weg zu den Mönchen im Himalaja. Um das »innere Feuer« zu messen, überwachten die Wissenschaftler die Körpertemperatur der Mönche, während diese die Tummo-Atmung praktizierten. Die damaligen Ergebnisse zeigten zwar eine Erhöhung von über 8 °C, aber wirklich großes Interesse lösten die Bilder und Filmaufnahmen der schweißüberströmten, ins Leere starrenden Mönche im Westen nicht aus. Erst als im Februar 2009 der Niederländer Wim Hof einen Marathon mit nacktem Oberkörper und barfuß am nördlichen Polarkreis lief, rückte die Tummo-Atmung endlich ins Rampenlicht der Öffentlichkeit.

## Von Biohackern und Wissenschaft entdeckt

Das alte Wissen der Mönche nutzt Wim Hof bis heute für seine spektakulären Extremleistungen, die ihm unzählige Weltrekorde einbrachten – und den Beinamen »The Iceman«. Seine Beteuerungen, dass er kein Übermensch sei und jeder es ihm nachmachen könne, bescherte ihm eine große Fangemeinde und das Interesse der Wissenschaft. Bereitwillig stellte sich Wim Hof für zahlreiche Untersuchungen zur Verfügung. Man spritzte ihm beispielsweise Kolibakterien ins Blut, was normalerweise zu Fieber, Erbrechen, Kopfschmerzen und anderen Symptomen führt. Wim Hof praktizierte seine Tummo-Atmung und befahl seinem Körper, die Krankheitserreger abzuwehren. Kurze Zeit später, so wird erzählt, hatte er schon wieder Lust auf eine Tasse Kaffee. Seine Methode wurde auch an Freiwilligen getestet. Für 10 Tage praktizierten junge Männer seine Atemtechnik und wurden dabei immer wieder Kältereizen ausgesetzt. Sie mussten beispielsweise bei Kälte und Schnee mit nacktem Oberkörper Fußball spielen. Die Kontrollgruppe absolvierte dieses Training nicht. Beide Gruppen erhielten im Anschluss ebenfalls eine Spritze mit Kolibakterien. Ähnlich wie bei Wim Hof konnte die Tummo-Gruppe über die Atmung ihr Immunsystem bewusst kontrollieren und erkrankte nicht.

Die von Wim Hof etwas angepasste Art der Tummo-Atmung hat bereits vielen Menschen geholfen, ihre Gesundheit und Leistungsfähigkeit zu verbessern. Was den Temperaturanstieg im Körper angeht, bezweifeln dies mittlerweile einige Wissenschaftler. Realistisch betrachtet scheint es wohl eher so zu sein, dass die Tummo-Atmung vielmehr vor dem Auskühlen schützt. Unbestritten und von wissenschaftlicher Seite bestätigt aber ist die Wirkung, nämlich dass sie im Körper vorübergehend »Superkräfte« freisetzen kann.

Die erstaunliche Wirkung der Tummo-Atmung liegt darin, dass durch die vielen, schnellen und heftigen Atemzüge der Körper bewusst für kurze Zeit in einen Stresszustand versetzt wird und dann, durch das Anhalten der Atmung, wieder in einen Entspannungszustand. Der jeweils überwiegende Einfluss der beiden Gegenspieler im Nervensystem, also des Sympathikus oder des Parasympathikus, wechselt sich ab. Der Körper lernt beim regelmäßigen Praktizieren der Atemtechnik, schnell zwischen den beiden Zuständen hin- und herzuwechseln. Der durch den Stressreiz ausgeschüttete Cocktail aus Hormonen, Opioiden und Botenstoffen wirkt wie ein Energiekick, eine Schmerztablette und ein Immunbooster auf den Körper.

Vor allem von der Wirkung auf das Immunsystem profitieren viele Menschen mit chronischen Krankheiten. Unzählige Immunzellen werden durch den Stressreiz freigesetzt. Sie heilen Wunden, bekämpfen Krankheitserreger, verhindern Infektionen und mindern zudem Entzündungsreaktionen. Die ungeahnten Kräfte der Tummo-Atmung nutzen US-amerikanische Marines vor ihren Einsätzen. Fans propagieren sie zur Wiederherstellung des Immunsystems. Wie sich die ausgelöste Stressreaktion langfristig auswirkt, ist jedoch noch unklar. Es gibt durchaus Stimmen, die sich für eine sanftere reduzierte Atmung einsetzen. Sie befürchten für unsere gestresste Gesellschaft eher einen Schaden als einen Nutzen. Allerdings: Alexandra David-Néel wurde 100 Jahre alt.

## Level 3 25 bis 40 Sekunden

Mit Werten in diesem Bereich heben Sie sich bereits deutlich vom Durchschnitt ab. Da das Verhältnis Ihrer Leistungs- und Entspannungsfähigkeit ausgeglichen ist, lässt es sich relativ einfach noch weiter ausbauen. Je schneller Ihr Nervensystem zwischen beiden Zuständen hin- und herwechseln kann, umso schneller kann Ihr Körper Energie bereitstellen und später wieder aufbauen. Die verbesserte Regulation wirkt sich auf die sportliche Leistung aus, verlangsamt Alterungsprozesse und erhöht die Regenerationsfähigkeit. Für alle Anwender über 40 Jahre ist es der beste Schutz gegen typische Zivilisationskrankheiten wie Herz-Kreislauf-Erkrankungen oder Bluthochdruck.

Bei Atemanhaltewerten bis etwas über 30 Sekunden gibt es keine besonderen Empfehlungen oder Einschränkungen. Solange immer durch die Nase geatmet wird, kann fast nichts falsch gemacht werden. Der Rat zur konstanten Nasenatmung richtet sich vor allem an Bewegungs- und Sportbegeisterte. Sie sind dazu aufgerufen, während ihres normalen Trainings ihre Atmung zu beobachten. Wenn Sie nicht durchgehend durch die Nase atmen können, sollten Sie Ihre Leistung vorübergehend so weit absenken, bis es Ihnen möglich ist. Dies mag zwar wie ein Rückschritt erscheinen, aber nach der Umstellung wird der Schritt mit einer deutlichen Leistungssteigerung belohnt.

Nähert sich Ihr Wert immer mehr 40 Sekunden an, können Sie in Ihr Training Belastungsspitzen einbauen. Bei den freien Atemübungen dürfen Sie zwischendurch auch einmal mit maximalen Atempausen zwischen den Atemzügen arbeiten. Ähnliches gilt für den Sport. Gehen Sie immer wieder an Ihre körperlichen Leistungsgrenzen. Fordern Sie Ihren Körper heraus, bei Ihren Werten ist Anstrengung erlaubt. Der Atemanhaltetest darf danach schlechter ausfallen, sollte sich aber am nächsten Morgen wieder normalisiert haben.

## Basisprogramm Level 3

### 1. Übung (4-mal am Tag)

**Ausführung:** Atmen Sie 5 Sekunden durch die Nase ein, machen 5 Sekunden Pause, atmen 5 Sekunden durch die Nase aus und machen dann wieder eine Pause von 5 Sekunden. Dann steigern Sie die Dauer der Phasen um jeweils 1 Sekunde.
**Dauer / Rhythmus:** Die Dauer der Ein- und Ausatmung sowie die Atempausen zwischen den Atemvorgängen werden nach jedem Atemzug 3-mal um 1 Sekunde (also bis 8 Sekunden) verlängert. Nach einer kurzen Pause den Zyklus 2- bis 3-mal wiederholen.

### 2. Übung (4-mal am Tag)

**Ausführung:** Bevor Sie mit der Übung beginnen, atmen Sie ein paar Atemzüge nur durch ein Nasenloch und wechseln dann mit der Atmung für die gleiche Dauer zum anderen Nasenloch. Halten Sie am besten immer ein Nasenloch mit einem Finger zu. Für die Übung atmen Sie etwa 12-mal durch ein Nasenloch ein und aus. Nach dem letzten Ausatmen halten Sie die Luft so lange an, bis Sie die ersten Anzeichen eines Atemimpulses spüren.
**Dauer / Rhythmus:** Machen Sie etwa 12 Atemzüge mit einem Nasenloch, dann halten Sie die Luft nach dem Ausatmen an. Wiederholen Sie die Übung für jedes Nasenloch 4- bis 5-mal.
**Falls die Übung zu leicht ist, ein Upgrade:** Atmen Sie ganz entspannt ein paar Atemzüge durch ein Nasenloch ein und aus, das andere halten Sie am besten zu. Dann atmen Sie kürzer ein und etwa doppelt so lang aus. Wenn Sie sich an den Rhythmus gewöhnt haben, halten Sie die Luft nach dem letzten Ausatmen so lange an, bis Sie die ersten Anzeichen für einen Atemimpuls spüren. Danach sollten Sie ganz normal durch die Nase weiteratmen können.

**Dauer / Rhythmus Upgrade:** Machen Sie 12 Atemzüge pro Nasenloch, bei denen Sie 2–3 Sekunden ein- und 4–6 Sekunden ausatmen. Nach dem letzten Ausatmen halten Sie die Luft an. Insgesamt wird der Atem 4- bis 5-mal pro Nasenloch angehalten.
**Fehlerquellen:** Die Luft wird zu lange angehalten, dadurch vertieft sich die Atmung wieder.

## 3. Übung im Alltag (2-mal am Tag)

**Ausführung:** Atmen Sie beim **Treppensteigen** immer durch die Nase. Wenn das gut möglich ist, halten Sie zwischendurch den Atem mehrmals für kurze Zeit an.
**Dauer / Rhythmus:** 5–10 Minuten Treppensteigen mit Nasenatmung und mehreren Atempausen.

## 4. Übung für zwischendurch (2-mal am Tag)

**Ausführung:** Machen Sie **Kniebeugen**. Atmen Sie konstant durch die Nase und unterbrechen Sie immer wieder kurz Ihre Atmung. Am leichtesten geht es, wenn Sie sich die Nase zuhalten.
**Dauer / Rhythmus:** 10–20 Kniebeugen mit kleinen Atempausen.

## PLUS+

**Ausführung:** Führen Sie diese Übung aus, während Sie ganz normal gehen. Atmen Sie ein paarmal entspannt durch die Nase ein und aus. Nach dem letzten Einatmen beginnen Sie, beim Ausatmen leise mehrmals von 1 bis 10 zu zählen, bis Sie irgendwann nur noch Ihre Lippen bewegen können, weil Ihre Lungen leer sind. Ihre Bauchdecke und Ihr Zwerchfell sind am Ende eingezogen. Holen Sie dann wieder Luft und atmen Sie für 1–2 Minuten normal durch die Nase.
**Dauer / Rhythmus:** Wiederholen Sie die Übung 4- bis 5-mal, wenn Sie sich dazu in der Lage fühlen auch häufiger.

# EXTRA: DRUCK MACHT STARK

Ein Mensch ist niemals nur gesund oder nur krank, sondern bewegt sich stets dazwischen. Gesundheit ist also kein starrer Zustand, vielmehr beruht sie auf Veränderungen. Wie der Körper auf Störeinflüsse reagiert und sich ihnen anpassen kann, entscheidet darüber, ob Gesundheit oder Krankheit überwiegt. Letztendlich hängt das innere Gleichgewicht davon ab, wie gut die Körperzellen und Organe auf die Herausforderungen und Störungen vorbereitet sind.

»Was uns nicht umbringt, macht uns stärker«, verkündete schon der Philosoph Friedrich Nietzsche (1844–1900). Der Spruch wird oft zitiert, wenn es darum geht, jemanden in einer schwierigen Situation aufzumuntern. Denn die Erfahrung hat gezeigt, dass man danach, wenn alles überstanden ist, meist besser dasteht als zuvor. Stress und Druck lösen im Körper etwas aus. Das ist keine Binsenweisheit, sondern aktuelle Wissenschaft.

Der Körper verlangt nicht nach einem Leben im Schongang mit wenig Stress. Um stark und gesund zu bleiben, braucht er immer neue Belastungsreize. Hinter der Widerstandskraft steckt das Prinzip der Hormesis. Die Übersetzung »Anregung« oder »Anstoß« aus dem Griechischen beschreibt, was der Körper für Veränderungen benötigt: Einen Auslöser, der ihn vorübergehend unter Stress setzt und der zunächst nicht gesund ist, wie etwa eine kalte Dusche, eine Fastenkur oder eben eine Hypoxie. Erst die Reaktion, die darauf folgt, ist gesund. Der Körper verbessert seine Schutzmaßnahmen, die weit über den akuten Zustand hinausreichen. Wenn die Dosis stimmt, dann nimmt sich der Körper nicht nur der akuten Anpassungen an, sondern bereitet sich gleichzeitig auf zukünftige Belastungen vor. In verschiedenen Studien konnte immer wieder nachgewiesen werden, dass vorübergehender Stress und zeitweilige Mangelzustände den Körper vor Krankheiten schützen und das Leben verlängern können.

Gerät der Körper unter Druck, fährt er seine Energieproduktion in den Mitochondrien hoch. Es entstehen mehr freie Sauerstoffradikale, aber der Körper hat den Zellstress im Griff. Er schickt Wachstumshormone, Reparaturenzyme und Immunzellen zu den geschädigten Bereichen. Die Zellen, Gewebe und Organe werden dadurch widerstandsfähiger gegen den Stress von außen. Die Dichte der Mitochondrien nimmt zu, die Anzahl der Muskelfasern wird erhöht und das Netz der feinen Kapillargefäße verdichtet sich. Mehr Energie, Muskelaufbau, eine bessere Durchblutung sowie ein schlagkräftiges Immunsystem sind das Ergebnis – wenn die Belastung stimmt. Die guten Eigenschaften der freien Radikalen bleiben erhalten. Sie können weiterhin Eindringlinge abwehren und den Abbau von beschädigten Zellen begleiten.

Die Anpassungen treten allerdings nur ein, wenn der Reiz weder zu schwach noch zu stark ist. Die Hormesis kann nur wirken, wenn der Reiz den Körper nur so weit belastet, dass keine bleibenden Schäden entstehen können. Bei der richtigen Dosierung müssen wir uns von der Annahme trennen, dass sich eine Wirkung einfach aufaddieren lässt. Eine höhere Dosierung heißt nicht unbedingt, dass es stärker wirkt. Meist liegt die ideale Dosis in einem ausgewogenen Maß.

## Die Dosis macht den Unterschied

Schon der Arzt Paracelsus wusste: »Die Dosis macht das Gift.« Sein berühmter Satz schuf die Grundlage für die moderne Pharmakologie. Medikamente sind in der richtigen Dosierung sehr nützlich, in zu hoher Konzentration können sie jedoch zum Gift werden. Im Umkehrschluss werden Gifte aber auch zu Heilmitteln.

Das Prinzip der Hormesis trifft nicht nur auf Medikamente zu. Viele Substanzen können in sehr kleinen Mengen keine Wirkung zeigen und in hohen Konzentrationen Schäden verursachen, dazwischen aber gesundheitsfördernd sein. Alkohol ist ein Gift, aber ein Glas Rotwein ist gut für die Gesundheit. Auch bei vielen Obst- und Gemüsesorten wie Brokkoli, Blaubeeren und Kohl sind es nicht die Vitamine, sondern die sekundären Pflanzenstoffe, die in erster Linie für den gesundheitlichen Nutzen zuständig sind. Dies sind Abwehrstoffe, also Gifte, mit denen sich Pflanzen schützen.

Neben vielen Substanzen können auch Fastenkuren, körperliches Training, geistige Anstrengungen, seelische Herausforderungen, radioaktive Strahlung, Sauerstoffmangel, Kälte- und Wärmereize einen ähnlichen hormesischen Effekt im Körper auslösen. Für die richtige Dosierung gibt es keine Faustregel, sie ist individuell. Menschen mit heller Haut bekommen schneller einen Sonnenbrand als Menschen mit getönter Haut. Nicht jeder verträgt größere Mengen Brokkoli. Beim Sport entscheidet die aktuelle Kondition über die Trainingsintensität. Sport ist gesund, solange man es nicht übertreibt.

Die Hormesis ist ein Gesamtprogramm. Sich nur einzelne Stressreize herauszupicken, wäre nicht ausreichend. Auch wenn wir ein bequemes Leben im Warmen und Trocken führen, braucht unser Körper die Auseinandersetzung mit verschiedenen Reizen.

Das Hypoxietraining hat daher einen großen Vorteil: Es erhöht die Widerstandsfähigkeit nicht nur bei einem Sauerstoffmangel, sondern auch gegenüber anderen Reizen wie Kälte, Wärme, Stress und Strahlung. Im Gegensatz zu anstrengenden Sporteinheiten, kalten Bädern, Saunagängen und Fastenkuren entspannen sich die meisten Anwender beim Hypoxietraining, weil sie fast nichts von dem vorübergehenden Sauerstoffmangel in ihrem Körper merken. Ein weiterer Vorteil ist, dass bei einem richtig dosierten Hypoxietraining die Hormesis ihre volle Wirkung entfalten kann, ohne zu schaden.

## Level 4 Über 40 Sekunden

Wenn Sie eine Atemanhaltedauer von über 40 Sekunden erreichen, dann sind das absolute Traumwerte. Diese kommen allerdings eher selten vor. Für diesen Wertebereich gibt es fast keine Trainingsempfehlungen. Sie machen schon vieles richtig und brauchen keine Motivation. Für Ihre Gesundheit und Fitness sind Sie schon ausreichend aktiv. Da Sie sich in vielen Lebensbereichen auf Ihre gute geistige und körperliche Leistungsfähigkeit verlassen können, passiert es jedoch mitunter, dass den Erholungsphasen zu wenig Bedeutung beigemessen wird. Hinzu kann das ehrgeizige Streben nach noch mehr Leistung kommen. Weil der Körper nicht sofort Schwächen zeigt, verleitet er seinen Besitzer dazu, ihn immer weiter zu fordern. Vor allem jüngere Menschen gönnen ihrem Körper oft nicht die erforderlichen Auszeiten. Die hohe Regenerationsfähigkeit kann diese Versäumnisse lange Zeit puffern, bevor der Energielevel langsam sinkt. Neben dem Atemanhaltetest hilft die Messung der Herzratenvariabilität, einer Überlastung frühzeitig vorzubeugen.

Sie können Ihren Körper gerne fordern, aber gehen Sie nicht einseitig vor. Setzen Sie sportlich weder nur auf Muskelaufbau noch ausschließlich auf Ausdauertraining. Kombinieren Sie beide Trainingsformen. Egal, für welche Sportart Sie sich begeistern, Trainingseinheiten für eine bessere Beweglichkeit, Elastizität, Stabilität und Kräftigung sollten immer ein fester Bestandteil sein.

Mit Ihren guten Werten können Sie sich an besonders intensive Trainingsformen und -bedingungen heranwagen, wie beispielsweise Zirkeltraining, CrossFit, Boxen, Apnoetauchen oder Hot Yoga. Sie können die Regulationsfähigkeit Ihres Körpers noch zusätzlich trainieren, wie beispielsweise mit Tummo-Atmung, Intervallfasten mit Sporteinheiten sowie Eisbädern ohne oder im Wechsel mit Saunagängen.

## Basisprogramm Level 4

### 1. Übung (4-mal am Tag)

**Ausführung:** Atmen Sie 8 Sekunden durch die Nase ein und machen Sie 8 Sekunden Pause. Atmen Sie 8 Sekunden durch die Nase aus und machen wieder eine Pause von 8 Sekunden. Dann steigern Sie die Dauer der Phasen um jeweils 1 Sekunde.
**Dauer / Rhythmus:** Die Dauer der Ein- und Ausatmung sowie die Atempausen zwischen den Atemvorgängen werden nach jedem Atemzug 3-mal um 1 Sekunde (also bis 11 Sekunden) verlängert. Nach einer kurzen Pause den Zyklus 3- bis 4-mal wiederholen.

### 2. Übung (4-mal am Tag)

**Ausführung:** Bevor Sie mit der Übung beginnen, atmen Sie ein paar Atemzüge nur durch ein Nasenloch, das andere halten Sie zu. Dann mit der Atmung für die gleiche Dauer zum anderen Nasenloch wechseln. Atmen Sie etwa 6-mal durch ein Nasenloch ein und aus. Nach dem letzten Ausatmen halten Sie die Luft solange an, bis Sie die ersten Anzeichen eines Atemimpulses spüren.
**Dauer / Rhythmus:** Machen Sie etwa 6 Atemzüge mit einem Nasenloch, dann halten Sie die Luft nach dem Ausatmen an. Wiederholen Sie die Übung für jedes Nasenloch 4- bis 5-mal.
**Falls die Übung zu leicht ist, ein Upgrade:** Atmen Sie ganz entspannt ein paar Atemzüge durch ein Nasenloch ein und aus, das andere halten Sie am besten zu. Dann atmen Sie kürzer ein und etwa doppelt so lang aus. Wenn Sie sich an den Rhythmus gewöhnt haben, halten Sie die Luft nach dem letzten Ausatmen so lange an, bis Sie die ersten Anzeichen für einen Atemimpuls spüren. Danach sollten Sie ganz normal durch die Nase weiteratmen können.
**Dauer / Rhythmus Upgrade:** Machen Sie 6 Atemzüge durch ein Nasenloch, dabei 3–5 Sekunden einatmen und 6–10 Sekunden aus-

atmen. Nach dem letzten Ausatmen halten Sie die Luft an. Der Atem wird 4- bis 5-mal pro Nasenloch angehalten.
**Fehlerquellen:** Die Luft wird zu lange angehalten, dadurch vertieft sich die Atmung wieder.

## 3. Übung im Alltag (2-mal am Tag)

**Ausführung:** Halten Sie beim **Treppensteigen** den Atem an und zählen Sie dabei die Stufen. Erhöhen Sie langfristig die Dauer beziehungsweise die Anzahl der Stufen. Steigern Sie die Übung, indem Sie zwei Stufen auf einmal nehmen oder einzelne Stufen hochhüpfen. Machen Sie dabei immer wieder kleine Atempausen.
**Dauer / Rhythmus:** Etwa 15 Minuten Treppensteigen mit Nasenatmung und Atempausen.

## 4. Übung für zwischendurch (2-mal am Tag)

**Ausführung:** Machen Sie **Kniebeugen** mit Gewichten und unterbrechen Sie immer wieder kurz Ihre Atmung.
**Dauer / Rhythmus:** 10–20 Kniebeugen mit Atempausen.

## PLUS+

**Ausführung:** Setzen Sie sich mit geradem Rücken auf eine Stuhlkante, mit etwas mehr als schulterbreit aufgestellten Füßen. Atmen Sie kurz entspannt durch die Nase. Beugen Sie zunächst Ihren Oberkörper langsam mit der Ausatmung nach vorne zwischen Ihre Beine und richten sich dann langsam wieder auf, wobei Ihre Bauchdecke und das Zwerchfell eingezogen bleiben. Während des gesamten Bewegungsablaufes zählen Sie leise von 1 bis 10, bis Sie irgendwann nur noch Ihre Lippen bewegen können, weil Ihre Lungen leer sind. Dann holen Sie wieder durch die Nase Luft.
**Dauer / Rhythmus:** Wiederholen Sie diese Übung 2- bis 3-mal oder auch häufiger, wenn möglich.

# ENERGIETRAINING MIT EINEM HYPOXIEGERÄT

Spitzensportler fahren in die Berge, um ihre Leistungsfähigkeit zu erhöhen. Mit der Anwendung eines Hypoxiegeräts kann ein ähnlicher Effekt erreicht werden. Zudem können von der Anwendung Gesunde und Kranke gleichermaßen profitieren. Ein Hypoxiegerät ermöglicht, ganz entspannt und ohne Anstrengung die Vorteile der »Bergluft« zu nutzen. Angst vor Luftnot oder davor, dass das Gerät etwas macht, was schaden könnte, muss keiner haben. Letztendlich ist das Training sicherer als ein Ausflug in die Berge. Vor allem, wenn Sie es bei einem entsprechend geschulten Arzt oder Heilpraktiker durchführen, kann Ihnen nichts passieren.

Der Begriff »Training« beschreibt ganz gut, was Sie bei den Hypoxieanwendungen erwartet. Es wird regelmäßig eine Belastungsstufe geübt und es gibt einen Plan oder ein Protokoll für die Durchführung.

Der Aufbau ist ebenfalls vergleichbar mit einem sportlichen Training. Wie bei einem klassischen Intervalltraining werden Intensität, Dauer und Anzahl der sich abwechselnden Belastungs- und Erholungsphasen festgelegt. Im Gegensatz zu einem sportlichen Training müssen Sie sich für die Intervalle nicht einmal mehr oder weniger anstrengen, schneller oder langsamer joggen. Der Wechsel zwischen Anspannung und Entspannung kommt allein durch die unterschiedliche Mischung der Atemgase Sauerstoff und Stickstoff zustande. Die Veränderung der Mischung der beiden Luftbestandteile simuliert die Luft in den Bergen. In einem Intervall wird der normale Sauerstoffanteil von 20,95 Prozent in der Atemluft um ein paar Prozent reduziert. Entsprechend erhöht sich dann der normale Stickstoffanteil von etwa 78 Prozent um ein paar Prozent. Im Anschluss folgt dann ein Intervall mit normaler Raumluft beziehungsweise leicht mit Sauerstoff angereicherter Luft.

# ANLEITUNG FÜR DAS HYPOXIETRAINING

Obwohl sich das Hypoxietraining nicht anstrengend anfühlt, ist es eine körperliche Belastung. Der leichte Sauerstoffmangel stellt den Körper vor die Herausforderung, trotzdem alle Zellen mit Sauerstoff zu versorgen. Die sauerstoffreduzierte Luft wird zwar nur ein paar Minuten eingeatmet, der Effekt ist jedoch größer als bei einem sportlichen Belastungsintervall. Die Sauerstoffsättigung kann tiefer absinken als beispielsweise bei einem Sprint.

Die unmittelbare Wirkung nach dem Hypoxietraining hat ebenfalls viel Ähnlichkeit mit einer moderaten Sporteinheit. Die meisten Anwender empfinden nach der Anwendung eine wohlige Entspannung. Sie fühlen sich erfrischt und haben einen klaren Kopf. Ihre Haut ist gut durchblutet. Die Hände und Füße sind warm. Häufig ist der Schlaf nach einer Hypoxieeinheit besonders gut. Nach etwa fünf Behandlungen bemerken die meisten Anwender, wie sich ihr Allgemeinzustand langsam verbessert. Sie haben mehr Energie im Alltag und einen erholsameren Schlaf.

Menschen, die sehr empfindlich auf die Sauerstoffreduzierung reagieren, können nach der ersten Behandlung leichte Kopfschmerzen bekommen. Eine geringfügige Anhebung des Sauerstoffgehalts der Atemluft bei der nächsten Hypoxiebehandlung kann das verhindern. Meist ist dies aber nicht nötig, weil sich der Körper schon an den Reiz gewöhnt hat. Die sogenannte Höhenkrankheit kann ein Hypoxietraining nicht auslösen. Es wird zwar wie in den Bergen sauerstoffarme Luft eingeatmet, aber all die anderen Faktoren, die eine Höhenkrankheit verursachen können, wirken nicht. Das Training findet unter normalen Luftdruckverhältnissen statt. Das Hypoxiegerät erhöht lediglich den Stickstoffanteil in der Atemluft, wodurch der Anteil des Sauerstoffs gesenkt wird.

Manche Anwender klagen nach den ersten Behandlungen über Energielosigkeit. Sie tritt auf, wenn die Hypoxie auf viele alte, beschädigte Mitochondrien im Organismus trifft. Diese werden unter dem Einfluss der sauerstoffreduzierten Luft abgebaut und entsorgt. Obwohl diese alten Mitochondrien nur noch eingeschränkt funktioniert haben, kann sich ihr Fehlen bemerkbar machen. Es entsteht ein vorübergehendes Energiedefizit, weil sich die neuen Mitochondrien erst nach und nach bilden. Innerhalb von 5 bis 10 Tagen ist dieser Austausch in der Regel vollzogen, dann stehen deutlich mehr Energiereserven zur Verfügung.
Um dauerhaft mehr Energie und einen besseren Schlaf zu erreichen, ist es mit einer einzigen Anwendung natürlich nicht getan. Die umfassende Wirkung der Hypoxie entfaltet sich erst innerhalb von zehn bis fünfzehn Behandlungen. Bei einem sehr niedrigen Ergebnis des Atemanhaltetests oder wenn eine chronische Krankheit vorliegt, braucht es mehr Sitzungen. Auch bei ständiger Erschöpfung und Schlafstörungen werden zehn Hypoxieeinheiten nicht ausreichen.
Um gleich zu Beginn eine umfassende Wirkung auszulösen, empfiehlt es sich, das Hypoxietraining mit zwei bis drei Anwendungen pro Woche zu starten, mit 1–2 Tagen Pause zwischen den Terminen. Im weiteren Verlauf kann das Training auf 2-mal pro Woche reduziert werden. Zwei Hypoxiekuren im Jahr sind für die Erhaltung der Gesundheit sehr empfehlenswert.
So einfach wie die im Kapitel »Energietraining ohne Gerät« (ab Seite 123) empfohlenen Atemübungen lässt sich ein Hypoxietraining leider nicht anwenden. Es braucht einen Experten, der das Training begleitet, und ein Hypoxiegerät. Ein Hypoxietraining dauert ohne Vortests 40–45 Minuten. Das ist mit Kosten verbunden, die leider momentan noch nicht von den gesetzlichen Krankenkassen übernommen werden. Die privaten Krankenkassen übernehmen die Kosten für die Behandlungen in manchen Fällen. Dies sollte allerdings im Vorfeld abgeklärt werden.

# TESTS FÜR DIE RICHTIGEN EINSTELLUNGEN

Der Erfolg des Hypoxietrainings hängt von der richtigen Sauerstoffreduzierung ab. Für die perfekte Abstimmung auf die Bedürfnisse des Anwenders gibt es verschiedene Tests.
Ein paar Prozent weniger Sauerstoff in der Atemluft sind für den Körper überhaupt kein Problem. Im Gegenteil: Eine vorübergehende Reduzierung ist sogar eher förderlich als schädlich für ihn. Natürlich stellt sich die Frage, wo die Grenze zwischen Nutzen und Schaden verläuft. Sie ist individuell zu beantworten. Jeder reagiert anders auf den leichten Sauerstoffmangel. Es gibt Menschen, bei denen schon eine geringe Reduzierung eine Wirkung auslöst, andere brauchen eine höhere Sauerstoffabsenkung. Anhand des Fitness- oder Gesundheitszustands lässt sich nicht voraussagen, wie jemand auf die Hypoxie anspricht. Aus diesem Grund muss jeder vor dem ersten Hypoxietraining getestet werden.

## Der Atemanhaltetest

Einen ersten Anhaltspunkt für eine Einschätzung liefert der Atemanhaltetest. Während die Atmung angehalten wird, erhöht sich die Konzentration des Kohlendioxids im Blut. Die Dauer bis zum natürlichen Atemimpuls hängt davon ab, wie viel von dem Gas das Atemzentrum toleriert. Je nachdem, wie empfindlich Sie auf das überschüssige Kohlendioxid reagieren, fällt die Dauer kürzer oder länger aus. Da mit dem Kohldioxidanstieg gleichzeitig der Sauerstoffanteil abnimmt, lassen sich ausgehend von der Reaktionsdauer Rückschlüsse ziehen, ob der Körper bereits auf eine geringe oder eher auf eine höhere Sauerstoffreduzierung anspricht. Je kürzer die Atemanhaltedauer ausfällt, umso vorsichtiger sollte die Sauerstoffreduzierung vorgenommen werden.

## Messung der Herzratenvariabilität

Ein weiterer Test, der sich vor dem ersten Training anbietet, ist die Messung der Herzratenvariabilität (HRV, siehe Seite 21). Die Werte zeigen, wie gut sich der Körper entspannen und mit Stress umgehen kann. Da viele Menschen ihre Entspannungsfähigkeit falsch einschätzen, ist eine Messung der Herzratenvariabilität eine gute Methode zur Abklärung – nicht nur für das Training, sondern auch für den Alltag.
Eine hohe Herzratenvariabilität ist ein gutes Zeichen. Der Körper kann schnell zwischen Anstrengung und Entspannung wechseln.
Bei sehr gestressten Menschen oder chronischen Krankheiten sind die Werte zu niedrig, der Wechsel zwischen den beiden Zuständen ist eingeschränkt. Für das Hypoxietraining ist diese Anpassungsfähigkeit sehr wichtig, weil in Intervallen trainiert wird. Der Körper wird für kurze Zeit mal mehr und mal weniger belastet.
Atemanhaltetest und Herzratenvariabilität werden vor dem ersten Training zusammen mit dem Arzt oder Therapeuten ermittelt. Bei vielen Hypoxiegeräten können Test und Messung direkt am Gerät durchgeführt werden. Die Werte werden abgespeichert und können zur späteren Kontrolle herangezogen werden. Schon nach den ersten Anwendungen sollten sich die Atemanhaltedauer und die Werte der Herzratenvariabilität verbessern.

## Der Hypoxietest

Eine letzte Gewissheit bezüglich der passenden Sauerstoffeinstellungen bietet der Hypoxietest. Er ähnelt in seinem Ablauf einem Probetraining. Wie bei einem regulären Training wird sauerstoffreduzierte Luft über eine Atemmaske eingeatmet und beobachtet, wie sich die Sauerstoffsättigung im Blut, der Herzschlag und die Herzratenvariabilität verändern. Wenn währenddessen alle Werte beobachtet werden

Info

## TIPPS FÜR DAS ERSTE HYPOXIETRAINING

*Eine kleine Anleitung für Ihr Hypoxietraining, damit Sie sich schnell wohlfühlen können.*

- **GUT VORBEREITET:** Vor dem Training keine größeren Mengen essen.
- **MEDIKAMENTE:** Wenn Sie Medikamente einnehmen, sollten Sie dies vor dem ersten Training mitteilen. Es ist wichtig, weil sich einige Medikamente und das Hypoxietraining gegenseitig beeinflussen.
- **EINFACH WOHLFÜHLEN:** Eine leichte Decke schützt vor dem Auskühlen und gibt das Gefühl von Geborgenheit.
- **AM BESTEN NICHTS TUN:** Ein Hypoxietraining ist für den Körper anstrengend. Eine Ablenkung durch Handy oder Lesen würde ihm zusätzlich Kraft abverlangen und den Trainingserfolg mindern. Am besten die Augen schließen und einfach mal nichts tun.
- **RICHTIGE ATMUNG:** Versuchen Sie, während des kompletten Trainings so entspannt und ruhig wie möglich durch die Nase zu atmen.
- **GUTE PLANUNG:** Im Prinzip eignet sich jede Tageszeit für ein Hypoxietraining. Danach können Sie Ihren normalen Alltag wieder aufnehmen. Bei einigen Menschen ist der Energieschub so groß, dass sie abends nicht richtig müde werden. Dann besser vormittags trainieren.
- **HYGIENEREGELN:** Jeder Anwender erhält seine eigene Atemmaske. Die Luft aus dem Gerät wird über einen Schlauch ein- und in den Raum ausgeatmet. Es kann keine Atemluft in den Schlauch und in das Hypoxiegerät gelangen. Für mehr Sicherheit wird zusätzlich noch ein Einwegfilter zwischen Maske und Atemschlauch verwendet. Alle weiteren Gegenstände, die mit dem Anwender in Kontakt kommen, werden vor jedem Training desinfiziert.

können, ist die Durchführung des Hypoxietests die effizienteste Lösung. Allerdings ist eine sogenannte Echtzeitmessung nicht bei allen Gerätetypen möglich. Empfohlen wird, mit einer Reduzierung auf 15 Prozent Sauerstoffanteil zu beginnen. Während des Tests wird die Sauerstoffkonzentration in der Atemluft schrittweise verändert. In regelmäßigen Abständen, zum Beispiel nach jeweils 2,5 Minuten, wird der Sauerstoffanteil der Atemluft immer weiter reduziert, bis die Sauerstoffsättigung im Blut von 96 bis 99 Prozent auf etwa 85 Prozent sinkt. Mit der zuletzt verwendeten Einstellung der Sauerstoffreduzierung der Atemluft wird dann das eigentliche Training begonnen.
**Hinweis:** Für Menschen mit Werten unter 10 Sekunden beim Atemanhaltetest kann der Hypoxietest schon zu anstrengend sein.

## SICHER TRAINIEREN

Eine zu hohe Sauerstoffreduzierung beziehungsweise eine zu geringe Sauerstoffsättigung im Blut würden sofort auffallen. Wie bei Profisportlern werden während des gesamten Hypoxietrainings der Puls, die Sauerstoffsättigung und bei vielen Geräten auch die Herzratenvariabilität überwacht.

Bedenken, dass bei einem Hypoxietraining etwas passieren könnte, muss keiner haben. Die Sicherheitsstandards sind bei Hypoxiegeräten vergleichbar mit den Apparaten auf einer Intensivstation. Sobald es zu plötzlichen körperlichen Veränderungen kommt, bestimmte Grenzwerte unter- oder überschritten werden, schaltet sich am Hypoxiegerät ein Sicherheitsprogramm ein, beendet die Sauerstoffreduzierung und erhöht sofort den Sauerstoffanteil in der Atemluft.

Zusätzlich bekommt der Arzt oder Therapeut kontinuierlich durch das Hypoxiegerät Informationen über alle Veränderungen. So kann er jederzeit in den Trainingsverlauf eingreifen, sobald Sie Unwohlsein signalisieren oder er Bedarf sieht.

## Überwachung der Sauerstoffsättigung

Der Sauerstoffgehalt im Blut kann mit einem Pulsoximeter schmerzfrei und unblutig kontrolliert werden. Der Fingerclip, der zur Messung während des gesamten Trainings getragen wird, ist mit dem Hypoxiegerät verbunden. Normalerweise liegt die Sauerstoffsättigung im Blut zwischen 96 und 99 Prozent. Ab einer Absenkung auf 90 Prozent setzt die erste Wirkung der Hypoxie ein. Wie tief die Sauerstoffsättigung im Blut bei einem Training abfallen soll, wird vorher beispielsweise mithilfe der Tests und der Herzratenvariabilität festgelegt. Eine Absenkung auf 80–90 Prozent Sättigung des Sauerstoffs im Blut gilt als sicherer Trainingsbereich.

Das Absinken der Sauerstoffsättigung unterhalb des festgelegten Grenzwertes kommt am Behandlungsanfang und bei Veränderungen der Trainingseinstellungen relativ häufig vor. Das ist kein Grund zur Sorge, es kann nichts passieren. Die Sicherheitsprogramme springen an und erhöhen den Sauerstoffanteil in der Atemluft automatisch für das restliche Training. Der Arzt oder Therapeut kann die neuen Programmeinstellungen übernehmen oder selbst anpassen.

## Messung des Herzschlags

Eine weitere Sicherheitsmaßnahme ist die kontinuierliche Messung der Herzfrequenz, also des Pulses. Auch hier sind plötzliche Veränderungen abgesichert. Wenn beispielsweise der Puls plötzlich unvermittelt in die Höhe schnellt oder abfällt, schalten hochwertige Geräte sofort in den Sicherheitsmodus. Die Sauerstoffgabe wird unverzüglich erhöht und das Training beendet.

**Hinweis:** Sollte eine derartige Körperreaktion auftreten, ist eine Abklärung beim Kardiologen dringend notwendig, bevor das nächste Training stattfindet.

Die Messung von Herzschlag und Sauerstoffsättigung im Blut sind Sicherheitsstandards bei jeder Hypoxieanwendung. Sie werden während des kompletten Trainings überwacht. Das Hypoxiegerät startet das Programm erst, wenn beide Messwerte vorliegen. Im Umkehrschluss gilt: Sollte während des Trainings einmal der Pulsoximeter verrutschen, stoppt das Programm automatisch.

## Saubere Teilung der Luftbestandteile

Moderne Hypoxiegeräte arbeiten allein mit der Raumluft. Für ihre Aufbereitung wird sie durch einen Kompressor in das Gerät gesaugt. Er reguliert die Strömungsgeschwindigkeit und damit die Teilung der Luftgase. Sauerstoff mit 20,95 Prozent und Stickstoff mit 79 Prozent machen den größten Anteil in der Atemluft aus. Die Wirkung des Hypoxietrainings wird durch die Veränderung ihrer Anteile in der Atemluft ausgelöst. Für die Trennung von Stickstoff und Sauerstoff gibt es verschiedene Verfahren. Bei einigen Geräten wird die Luft mit hohem Druck durch ein keramikähnliches Material gepresst. Bei anderen Herstellern ist es eine Membran, die wie ein feines Sieb funktioniert. Egal, welches Trennungsverfahren verwendet wird, es wird exakt die Luft- beziehungsweise Gasmischung hergestellt, die für die Anwendung vorgesehen wurde.

Der zurückgehaltene Sauerstoffanteil kann für die Trainingsphase mit einer leichten Sauerstoffanreicherung verwendet werden. Auch hier sind die Geräte vollkommen unabhängig. Anders als bei einer Sauerstofftherapie im Krankenhaus brauchen Hypoxiegeräte keine Druckflaschen, Tanks oder Konzentratoren. Sie entziehen der Raumluft den Sauerstoff und reichern sie auch wieder an. Etwa 33–36 Prozent Anreicherung sind möglich. Diese Konzentrationen sind für ein Intervalltraining viel zu hoch und auch nicht nötig. Es reicht eine milde Hyperoxie von höchsten 25 Prozent Sauerstoffanreicherung.

# DÜNNE, NORMALE UND DICKE LUFT

Die Intensität des Hypoxietrainings richtet sich nach der Zusammensetzung der Gasmischung, die eingeatmet wird. Weniger oder mehr Sauerstoff bestimmt die Wirkung.
Am Anfang ist es etwas verwirrend, wenn es um die Einstellungen der Luftgemische geht. Es fallen Fachbegriffe, die nicht zum alltäglichen Vokabular gehören. Normoxische Atemluft ist ein Luftgemisch, das auf Meereshöhe 20,95 Prozent Sauerstoff enthält – und bezeichnet den medizinischen Idealzustand der Sauerstoffversorgung. Wird dieser Sauerstoffanteil reduziert, dann entsteht eine sauerstoffarme, eine hypoxische Luft. In den Bergen wird auch gerne von »dünner« Luft gesprochen, weil sie dort durch den niedrigeren Luftdruck weniger Sauerstoffmoleküle enthält. Das Gegenteil ist »dicke« Luft. In diesem Fall bedeutet es, dass die Atemluft zusätzlich mit Sauerstoff angereichert ist. Der Sauerstoffanteil kann bei den Hypoxiegeräten bis auf circa 35 Prozent erhöht werden.

## Dünne Luft oder Hypoxie

Beim ersten Hypoxietraining ist es für die Anwender beeindruckend, wenn sie die sogenannte dünne Luft der Berge bewusst einatmen. Viele Geräte liefern Vergleiche zu bekannten Berggipfeln, wodurch die Situation des Trainings, das sich so leicht anfühlt, ein bisschen anschaulicher wird. So lässt sich beispielsweise ein Höhentraining auf dem Kilimandscharo simulieren. Auf diese Weise können Alt und Jung ganz entspannt die Vorteile der Bergluft auf rund 5800 Metern über dem Meeresspiegel für sich nutzen. Ob es allerdings gleich beim ersten Hypoxietraining so hoch hinausgeht, entscheiden die Vortests. Die Hypoxiephase bestimmt maßgeblich die Intensität des Trainings. Das bedeutet jedoch nicht, dass die Wirkung von der Höhe der Redu-

zierung des Sauerstoffgehalts abhängt. Eine umfassende Wirkung kann bei 15 Prozent Sauerstoffanteil genauso einsetzen wie bei 13 oder nur 10 Prozent. Um wie viel die 20,95 Prozent Sauerstoff in der Raumluft reduziert werden, hängt immer davon ab, wie sensibel der jeweilige Körper auf die Absenkung reagiert.
Die Vortests liefern erste Anhaltspunkte für die Sauerstoffreduzierung. Beim ersten Training sollte eher mit einer geringeren als einer zu hohen und ehrgeizigen Absenkung begonnen werden. Spätestens dann wird sich herausstellen, wie schnell die Sauerstoffsättigung im Blut abnimmt und der festlegte Zielwert erreicht wird. Geschieht das nur sehr langsam oder gar nicht, kann während des Trainings der Sauerstoffanteil noch um 0,5 oder 1 Prozent nachträglich gesenkt werden. Mit jeder Anwendung steigt im Körper die Widerstandsfähigkeit gegenüber der Hypoxie. Der festgelegte Wert der Sauerstoffsättigung wird immer langsamer erreicht. Stellt man das fest, ist der richtige Zeitpunkt erreicht, eine weitere Sauerstoffreduzierung vorzunehmen. Meist ist eine Anpassung nach dem vierten oder fünften Training nötig.

## Normale Raumluft oder Normoxie

Der Wechsel zwischen der sauerstoffarmen Atemluft und Luft mit normalem Sauerstoffgehalt ist für den Körper fordernd und entspannend zugleich. In den Anfängen des Hypoxietrainings wollte man das Höhentraining so authentisch wie möglich mit einem Gerät simulieren. Für die Hypoxiephase wurde der Stickstoffanteil in der Atemluft erhöht, um den Sauerstoffanteil zu senken. Danach wurde wieder auf einen normalen Sauerstoffanteil von 20,95 Prozent umgestellt. Diese Phase bezeichnet man als Normoxie. Die meisten Studien, die zum Intervall-Hypoxietraining vorliegen, beziehen sich auf den Wechsel zwischen Hypoxie und Normoxie. Erst sehr viel später war man in der Lage, die Atemluft noch zusätzlich mit Sauerstoff anzureichern.

## Dicke Luft oder Hyperoxie

In der Natur gibt es keine mit Sauerstoff angereicherte Luft – in der Medizin schon. In der Notfallmedizin und bei Patienten mit einer Atemwegserkrankung kommen Sauerstoffgaben zum Einsatz, aber auch alternative Heilmethoden wie die Sauerstoff-Mehrschritt-Therapie (SMT) nach Professor von Ardenne oder die Ozon-Sauerstoff-Therapie machen sich ihre Wirkung zu nutze.

Moderne Hypoxiegeräte können den gewonnenen Sauerstoffanteil aus der Hypoxiephase nutzen, um Atemluft mit einem erhöhten Sauerstoffanteil für eine Hyperoxiephase herzustellen. Hyperoxie ist das Gegenteil von Hypoxie. Der normale Sauerstoffanteil von etwa 21 Prozent in der Atemluft ist erhöht. Der empfundene Entspannungseffekt ist beim Wechsel zwischen Hypoxie- und Hyperoxiephasen größer als beim Wechsel zwischen Hypoxie- und Normoxiephasen. Außerdem wird nach einer Hypoxiephase schneller wieder eine normale Sauerstoffsättigung im Blut erreicht, weshalb die Hyperoxiephase immer kürzer gestaltet werden kann als die Normoxiephase. Trotz dieser kleinen Annehmlichkeit ist die sauerstoffangereicherte Atemluft nicht für jeden Anwender von Anfang an ein Gewinn.

Sauerstoff ist einer unserer wichtigsten Energielieferanten. Eine höhere Sauerstoffgabe lohnt sich nur, wenn der Körper sie auch zur Energiegewinnung nutzen kann. Die Mitochondrien müssen gesund und fit sein, um den Sauerstoff ohne »Nebenwirkungen« umwandeln zu können. Sind die Mitochondrien jedoch alt und beschädigt, könnte das Überangebot zur vermehrten Bildung von freien Radikalen, also schädlichen Stoffen, führen.

Die Hyperoxiephase beim Hypoxietraining sollte daher von der individuellen Verfassung des Trainierenden abhängig gemacht werden. Wenn davon auszugehen ist, dass die Mitochondrien beispielsweise aufgrund einer chronischen Erkrankung geschwächt sind, empfiehlt sich ein Wechsel mit einer Normoxiephase oder einer nur sehr milden Hyperoxie mit höchstens 25 Prozent Sauerstoffanteil. Durchaus förderlich ist die Hyperoxiephase für gesunde und sportliche Menschen. Ihre Mitochondrien können mit dem Überangebot gut umgehen. In Studien wurde bei Leistungssportlern festgestellt, dass sie sich von sportlichen Strapazen viel schneller mit sauerstoffangereicherter Luft erholen.

## MIT PLANUNG **ZUM ERFOLG**

Schnelle Erfolge wünschen sich alle Hypoxieanwender. Damit Erfolge auch eintreten, müssen Planung und Vorgehen stimmen. Ein paar Kenntnisse zur Planung und zum Ablauf helfen, sich das Training noch besser vorstellen zu können. Letztendlich wird es der Arzt oder Heilpraktiker sein, der die Einstellungen für den Sauerstoffanteil der Atemluft, die Grenzwerte für die Sauerstoffsättigung im Blut und die Dauer für die Trainingsintervalle anpasst.
Ziel des Hypoxietrainings ist es, den Sauerstoffanteil im Blut für eine gewisse Zeit auf einen festgelegten Wert zu senken. Der Sauerstoffanteil in der Atemluft wird so reduziert, dass es zu einer Absenkung kommt. Am Anfang reichen etwa 85 Prozent Sauerstoffsättigung im Blut für eine Wirkung vollkommen aus. Je schneller diese Zielzone erreicht ist, umso länger kann der positive Einfluss der Hypoxie genutzt werden. Danach wird der Sauerstoffanteil im Blut wieder auf Normalniveau angehoben. Das geschieht durch das Einatmen von normaler Atemluft oder einer leicht mit Sauerstoff angereicherten Luft. Die wissenschaftlichen Untersuchungen der letzten fünf Jahrzehnte haben gezeigt, dass der Wechsel zwischen einer abgesenkten und wieder normalen Sauerstoffsättigung im Blut die besten gesundheitlichen Effekte bringt. Aus dem Vergleich verschiedener Trainingsprotokolle entstand auch die Empfehlung zur Anzahl und Dauer der Intervalle. 4–5 Zyklen mit einer Hypoxiephase von 5–7 Minuten und einer etwas

Info

**ANSTRENGEND? ICH MERKE NICHTS!**

*Es fühlt sich nicht so an, aber das Hypoxietraining ist anstrengend für den Körper. Es geht über ein hochintensives sportliches Training hinaus.*

Um seine sportliche Leistung zu steigern, muss man sich normalerweise richtig anstrengen. Erst wenn das Herz schneller schlägt, der Blutdruck steigt und die Luft knapp wird, geraten die Mitochondrien unter Druck und sind bereit, ihre Aktivitäten zu steigern. Mit sehr viel Anstrengung könnte man durch Sport eine reduzierte Sauerstoffsättigung im Blut von etwa 93 Prozent erreichen. Zum Vergleich: Ein Hypoxietraining für Einsteiger startet mit dem Ziel, eine Sauerstoffabsenkung von 85 Prozent im Blut zu erreichen.
Die Veränderungen des Herzschlags während des Trainings liefern weitere Hinweise auf die Belastung des Körpers. In der Hypoxiephase erhöht sich der Puls und die Herzratenvariabilität sinkt. Ein Anzeichen, dass sich der Körper anstrengen muss. In der Normoxie- beziehungsweise Hyperoxiephase schlägt das Herz wieder langsamer und die Herzratenvariabilität steigt an. Diese Veränderungen treten auf, wenn das Training richtig auf die Bedürfnisse des Anwenders abgestimmt wurde. Eine Ausnahme stellen Menschen dar, die Betablocker gegen ihren Bluthochdruck einnehmen. Bei ihnen finden diese Pulsanpassungen in geringerem Umfang statt, von dem Training profitieren sie trotzdem.

längeren Normoxie- beziehungsweise kürzeren Hyperoxiephase sind ideal für Menschen in einem guten Allgemeinzustand. Alles, was zeitlich darüber hinausgeht, verbessert die Hypoxiewirkung nur noch geringfügig. 40–45 Minuten reichen für ein Hypoxietraining also vollkommen aus. Mehr Zeit muss nicht investiert werden.

# TRAININGSPROGRAMME MIT GERÄT

## Level 1 Unter 10 Sekunden

**Plan:** Sie starten mit einem sehr sanften Hypoxietraining. Um Ihrem Körper nicht noch mehr Energie zu rauben, wird dieser behutsam an die Sauerstoffreduzierung herangeführt. Eine sehr große Absenkung der Sauerstoffsättigung im Blut ist bei den ersten Anwendungen nicht Ziel des Trainings, sondern die langsame Gewöhnung an die Mangelsituation und der Entspannungseffekt.

**Aufbau:** Für etwa 2–3 Minuten atmen Sie in der Hypoxiephase eine Atemluft mit einem Sauerstoffanteil von 16 bis 18 Prozent ein. Danach folgt für 8–10 Minuten die Normoxiephase, in der Sie ein Luftgemisch mit einem normalen Sauerstoffanteil einatmen. Etwa 3- bis 4-mal wechseln die verschiedenen Phasen oder Intervalle innerhalb eines Hypoxietrainings ab.

**Häufigkeit und Dauer:** 2- bis 3-mal pro Woche beziehungsweise jeden zweiten Tag. Insgesamt dauert das Hypoxietraining etwa 12–16 Wochen an.

**Hinweis:** Die Einstellungen für Ihr Training und auch die Überwachung sollte ein Arzt oder Heilpraktiker übernehmen. Vor allem am Anfang sind häufige Tests zur Überprüfung der Einstellungen sehr sinnvoll. Aufgrund eventuell vorliegender gesundheitlicher Probleme ist ein Hypoxietraining in Eigenregie nicht empfehlenswert.

## Level 2 10 bis 25 Sekunden

**Plan:** Um das Training auf Ihre individuellen Bedürfnisse ausrichten zu können, müssen Sie vor der ersten Anwendung auf jeden Fall einen Hypoxietest machen. Das Training selbst wird sich für Ihren Körper wie ein sportliches Intervalltraining anfühlen. In der Hypoxiephase muss er sich anstrengen und in der Normoxiephase kann er sich wieder entspannen. Bewusst werden Sie von der körperlichen Belastung fast nichts mitgekommen.
**Aufbau:** Die Höhe Ihrer Sauerstoffreduzierung wird individuell mit dem Hypoxietest bestimmt. In der Hypoxiephase von 3 bis 5 Minuten sollte die Sauerstoffsättigung im Blut auf circa 86 bis 89 Prozent absinken. Danach folgt für 5–7 Minuten die Normoxiephase, in der Sie ein Luftgemisch mit einem normalen Sauerstoffanteil einatmen. Etwa 4- bis 5-mal wechseln die verschiedenen Phasen oder Intervalle innerhalb eines Hypoxietrainings ab.
**Häufigkeit und Dauer:** 2- bis 3-mal pro Woche. Insgesamt dauert das Hypoxietraining etwa 8–12 Wochen an.
**Hinweis:** Weil Sie das Training nicht anstrengt, haben Sie vielleicht das Gefühl, dass es nicht wirkt. Das ist nicht der Fall, denn ohne dass Sie sich aktiv anstrengen müssen, vollbringt Ihr Körper eine Höchstleistung. Um ihn nicht noch zusätzlich zu belasten, ist es deshalb wichtig, dass Sie nichts anderes während des Trainings machen. Beobachten Sie Ihre Atmung. Versuchen Sie, so ruhig wie möglich und nur durch die Nase zu atmen. Je flacher und unauffälliger die Atmung ist, umso wirkungsvoller ist das Training.

## Level 3 25 bis 40 Sekunden

**Plan:** Je nachdem, welchen Schwerpunkt Sie auf das Hypoxietraining legen wollen, haben Sie verschiedene Möglichkeiten zur Auswahl: Sie können ganz entspannt in Ruhe mit einer niedrigeren Sauerstoffsättigung trainieren oder noch zusätzlich sportlich aktiv werden. Sie können die Hypoxieanwendung mit einem Ausdauer- oder Muskelaufbautraining kombinieren. Auf jeden Fall sollten Sie vor Beginn des Trainings einen Hypoxietest machen.

**Aufbau in Ruhe:** Während der Hypoxiephase von 4 bis 5 Minuten sollte die Sauerstoffsättigung im Blut auf circa 83-85 Prozent absinken. Danach folgt für 5–6 Minuten die Normoxiephase, in der Sie ein Luftgemisch mit einem normalen Sauerstoffanteil einatmen. Etwa 4- bis 5-mal wechseln die verschiedenen Phasen oder Intervalle innerhalb eines Hypoxietrainings ab. Eine Variante wäre, die Hypoxiephase mit einer milden Hyperoxiephase abzuwechseln. In der Hyperoxiephase atmen Sie dann ein Luftgemisch mit einem etwas höheren Sauerstoffanteil ein.

**Falls das Training zu leicht ist, ein Upgrade:** Versuchen Sie, während der Normoxie- beziehungsweise Hyperoxiephase einmal ganz behutsam kurz die Luft anzuhalten.

**Hinweis:** Wenn Sie das Upgrade machen wollen, dann müssen am Hypoxiegerät die Einstellungen der Sicherheitsgrenze für die Sauerstoffsättigung angepasst werden.

**Aufbau in Kombination:** Wenn parallel ein Ausdauertraining absolviert wird, beispielsweise auf einem Rudergerät, Fahrradergometer oder Crosstrainer, dann wird der Sauerstoffanteil in der Atemluft auf 16–18 Prozent konstant für 15–20 Minuten reduziert.

In Kombination mit einem Muskelaufbautraining wechselt sich dagegen eine Hypoxiephase in Ruhe mit einem Krafttraining bei Raumluft 3-mal ab. Während der Hypoxiephase von 5 Minuten sollte die Sauer-

stoffsättigung im Blut auf circa 83 Prozent absinken. Danach folgt für 3–5 Minuten das Krafttraining. Etwa 3-mal wechseln die verschiedenen Phasen oder Intervalle während eines Hypoxietrainings ab.
**Häufigkeit und Dauer:** 2- bis 3-mal pro Woche für ein Hypoxietraining in Ruhe. Insgesamt dauert das Hypoxietraining etwa 8 Wochen an. Die Dauer und Häufigkeit für ein Hypoxietraining in Kombination mit einem Ausdauer- oder Muskeltraining ist individuell abzustimmen.
**Hinweis:** Äußern Sie Ihre Wünsche und Vorstellungen für das Hypoxietraining. Klären Sie vorher ab, ob bei Ihrem Anbieter die Voraussetzungen für sportliche Trainings zusammen mit dem Hypoxietraining gegeben sind. Bei der Entscheidung, wie Ihr Training ausgerichtet wird, sollten Sie für Vorschläge des Experten offen sein.

## Level 4 Über 40 Sekunden

**Plan:** Mit Ihrer guten körperlichen Verfassung können Sie mit dem Hypoxietraining weiter an Ihrer Leistungs- und Entspannungsfähigkeit feilen. Vielleicht planen Sie eine größere sportliche Herausforderung oder stehen beruflich oder privat vor einer fordernden Situation. Dann wäre das Hypoxietraining ideal für Ihre Vorbereitung, die gesetzten Ziele zu erreichen und schwierige Aufgaben zu meistern. Auf jeden Fall sollten Sie vor Beginn des Trainings einen Hypoxietest machen.
**Aufbau in Ruhe:** Während der Hypoxiephase von 5 bis 6 Minuten sollte die Sauerstoffsättigung im Blut auf circa 80 bis 82 Prozent absinken. Danach folgt für 5–6 Minuten die Normoxiephase, in der Sie ein Luftgemisch mit einem normalen Sauerstoffanteil einatmen. Eine Variante wäre, die Hypoxiephase mit einer milden Hyperoxiephase abzuwechseln. In der Hyperoxiephase atmen Sie in diesem Fall für 3–5 Minuten ein Luftgemisch mit einem etwas höheren Sauerstoffanteil ein. Etwa 4- bis 5-mal

# EXTRA: GESCHICHTE DER HYPOXIE

Ein erstes breites Interesse an der Wirkung der Hypoxie lösten die Olympischen Sommerspiele 1968 in Mexiko aus. Mit einer Höhe von etwa 2300 Metern lag der Austragungsort um einiges höher als jemals zuvor. Zur Vorbereitung auf die Wettkämpfe verlegten Athleten ihre Trainings in die Berge, um den vorteilhaften Einfluss der Höhenluft zur Steigerung ihrer Leistung zu nutzen.

Nach diesen Olympischen Spielen war das Höhentraining vor allem im Sport nicht mehr wegzudenken. Die Verbesserung der Leistungsfähigkeit ließ sich messen, aber es war lange Zeit unklar, wie es dazu kommt. Erst die Entdeckung des Hypoxie-induzierten Faktors HIF lieferte die Erklärung für die umfassende Wirkung der Hypoxie, was im Jahr 2019 sogar zur Verleihung eines Nobelpreises führte.

Die Olympischen Spiele und der Nobelpreis machten die Hypoxie populär – genutzt wird sie aber bereits seit Jahrhunderten. Aus der Antike stammen die ersten Beobachtungen zu der besonderen Luft der Berge. Es war die Rede von der »Seekrankheit an Land«, von »durch die Hölle gehen« oder auch von »giftiger Luft«. Erst mit der Entdeckung des Sauerstoffs 1772 verstand man langsam, was der Grund für die Wirkung sein könnte.

Als Pionier der Alpenforschung gilt der Genfer Physiker und Geologe Horace Bénédict de Saussure (1740–1799). Da er über die finanziellen Mittel verfügte, konnte er bereits ein Jahr nach der Erstbesteigung auf dem Mount Blanc anno 1786 die ersten wissenschaftlichen Untersuchungen durchführen. Er entwickelte verschiedene Instrumente zur Messung der Atmosphäre, die er auf diesem Gipfel ausprobierte. Trotz

seiner Begeisterung für die Berge litt er unter Kopfschmerzen und Übelkeit. Ähnlich erging es Jahre später dem Naturforscher Alexander von Humboldt (1769–1859), der die Instrumente von de Saussure auf seiner Expedition in die Anden benutzte. Auch er klagte in seinen Berichten über heftige Beschwerden, denen er bei seinen Untersuchungen hilflos ausgesetzt war. Eine Erklärung für die körperlichen Reaktionen gab es noch nicht. Sie fand erst Jahre später der französische Arzt Denis Jourdanet (1815–1892). Er erkannte die Verbindung zwischen der sauerstoffarmen Bergluft und dem Auftreten von Krankheitssymptomen. Seine Arbeiten lieferten die ersten Hinweise für die weitere EPO-Forschung (siehe Kasten Seite 109).
Neben den gesundheitlichen Risiken der Berge wusste man aber auch um die guten Seiten. Schon im Mittelalter war bekannt, dass die Bergluft auch heilen kann. Richtig populär wurde die Anwendung, als mehrere Mediziner im 19. Jahrhundert die »Luftkur« propagierten. Lange Zeit galt sie als Standardtherapie bei Tuberkulose. Warm verpackt lagen die Patienten mehrere Stunden täglich auf Liegestühlen im Freien. Später verordneten Ärzte auch sogenannte Terrainkuren in Gebirgskurorten. Auf Wanderungen sollten die Patienten die Vorteile der Bergluft für ihr Herz-Kreislauf-System und ihre Lungen nutzen. Auch der Begriff »Reizklima« entstand in dieser Zeit.

## Die Bergluft aus der Maschine

Eine neue Dimension erreichte die Anwendung der dünnen Luft der Berge mit der Entwicklung von Unter- und Überdruckkammern. Bereits 1866 wurden in Bad Reichenhall die ersten pneumatischen Kammern zur Behandlung von Atemwegserkrankungen eröffnet. Der Vorreiter für die heutigen Trainingsräume war geschaffen.
Nach dem Ersten Weltkrieg trennten sich die Wege der Hypoxieforschung im Westen und Osten. Im Westen wurde vermehrt zur krank machenden Wirkung der Hypoxie geforscht. In der damaligen

Sowjetunion (UdSSR) konzentrierte man sich primär auf ihre trainierende Wirkung. Das Interesse bestand vor allem darin, die Kampfpiloten für den nächsten Krieg fit zu machen. Zur damaligen Zeit waren die Cockpits noch nicht hermetisch abgeschlossen. Um in Höhen von 5000 bis 6000 Metern aufsteigen zu können, mussten sich die Piloten erst langsam an den Sauerstoffmangel gewöhnen. Mit mehrwöchigen Aufenthalten in den Bergen akklimatisierten sie sich an die Höhe. Das Training erfüllte seinen Zweck, aber es war langwierig und unpraktisch. Die alternative Nutzung von pneumatischen Kammern war zudem noch teuer. Um den Aufwand und die Kosten zu senken, begann man mit der Inhalation von Gasgemischen. Deren einfache Handhabung eröffnete neue Möglichkeiten. In den Folgejahren weitete sich die Anwendung erst auf Sportler und später auf die Behandlung von verschiedenen Krankheiten aus. Selbst der Zweite Weltkrieg konnte den Forschungsdrang nicht stoppen. Während im Rest der Welt die trainierende Hypoxie in Vergessenheit geriet, wurde in Russland ihre Forschung weiter vorangetrieben.

## Der Beginn der Hypoxieforschung

Zu den Vorreitern der Hypoxieforschung zählt der ukrainische Wissenschaftler Prof. Nikolai Sirotinin (1896–1977). Er ging mit Lungenpatienten in die Berge. Jeweils eine Woche verweilte er mit ihnen auf einer Höhe von 2500, 3500 und 4500 Metern. Nachdem sie wieder im Tal waren, hatten viele seiner Patienten keine Beschwerden mehr. Seine Erkenntnisse fasste er in der ersten wissenschaftlichen Arbeit zur Wirkung der Bergluft auf den menschlichen Körper zusammen. Obwohl Professor Sirotinin keine Experimente mit einer vorübergehenden Hypoxiephase durchgeführte hatte, vertrat er als Erster die Meinung, dass auch schon wenige Tage in der Höhe für die Anpassungsvorgänge im Körper ausreichen würden. Aus seinen Überlegungen ging das Konzept des Intervall-Hypoxietrainings hervor.

wechseln in beiden Fällen die verschiedenen Phasen oder Intervalle innerhalb eines Hypoxietrainings ab. Nach der fünften Trainingseinheit kann Ihre Sauerstoffsättigung weiter gesenkt werden. Jeweils nach drei Anwendungen wird sie um 1 Prozent bis maximal 78 Prozent reduziert. **Wichtig:** Um eine Überforderung und ein Übertraining zu vermeiden, sollte vor jeder Hypoxieanwendung die Herzratenvariabilität gemessen werden.
**Falls die Übung zu leicht ist, ein Upgrade:** Halten Sie während der Hypoxie- und Normoxie- beziehungsweise Hyperoxiephase für etwa 1 Minute die Luft an. **Hinweis:** Wenn Sie das Upgrade machen wollen, dann müssen am Hypoxiegerät die Einstellungen der Sicherheitsgrenze für die Sauerstoffsättigung angepasst werden.
**Aufbau in Kombination:** Wenn parallel ein Ausdauertraining absolviert wird, beispielsweise auf einem Rudergerät, Fahrradergometer oder Crosstrainer, dann wird der Sauerstoffanteil in der Atemluft auf 15–18 Prozent konstant für 15–30 Minuten reduziert.
In Kombination mit einem Muskelaufbautraining wechselt sich stattdessen eine Hypoxiephase in Ruhe mit einem Krafttraining bei Raumluft 3-mal ab. Während der Hypoxiephase von 5 Minuten sollte die Sauerstoffsättigung im Blut auf 80 Prozent absinken. Danach folgt für 3–5 Minuten das Krafttraining. Etwa 3- bis 4-mal wechseln die verschiedenen Phasen beziehungsweise Intervalle während eines Hypoxietrainings ab.
**Häufigkeit und Dauer:** 2- bis 3-mal pro Woche für ein Hypoxietraining in Ruhe. Insgesamt dauert das Hypoxietraining etwa 8 Wochen an. Die Dauer und Häufigkeit für ein Hypoxietraining in Kombination mit einem Ausdauer- oder Muskeltraining wird individuell festgelegt.
**Hinweis:** Äußern Sie Ihre Vorstellungen für das Hypoxietraining. Klären Sie vorher ab, ob bei Ihrem Anbieter die Voraussetzungen für sportliche Trainings zusammen mit einem Hypoxietraining gegeben sind. Bei der Trainingsplanung sollten Sie offen für Vorschläge sein.

Info

## CLEVERE KOMBINATIONEN

*Wenn Sie ein Hypoxietraining planen, dann können Sie zusätzliche Maßnahmen erwägen, um die Wirkung noch zu steigern.*

- **LÄNGERE WIRKUNG:** Das Hypoxietraining lässt sich wunderbar mit den freien Übungen kombinieren. Wenn Sie beides ergänzend machen, dann werden Sie stabilere und schnellere Erfolge erzielen können. Wahrscheinlich brauchen Sie weniger Hypoxieeinheiten und können die Wirkung nach Abschluss des Trainings noch weiter steigern, wenn Sie die Übungen fortsetzen. **TIPP:** An den Tagen mit Hypoxietraining müssen die freien Übungen nur einmal gemacht werden.
- **WENIGER GEWICHT:** Mit dem Hypoxietraining können auch die Pfunde purzeln. Wenn Sie parallel eine Intervallfastenkur durchführen, wird der Trainingseffekt verstärkt. Sie können zum Beispiel 3-mal pro Woche oder an jedem Tag 16 : 8 Stunden fasten. Auch abendliche Spaziergänge sind ergänzend sehr empfehlenswert. Das Tempo sollte so flott gewählt werden, dass Sie immer gerade noch durch die Nase atmen können. Während der Kur abends bitte auf »schnelle« Kohlenhydrate und Alkohol verzichten.
- **EMPFEHLENSWERTE BEGLEITUNG:** Vielen Menschen mit Energiemangel fehlt es an ausreichend Kalzium und Magnesium. Wer auf Nummer sicher gehen will, nimmt 300–500 Milligramm Magnesium und 800–1000 Milligramm Kalzium während der gesamten Hypoxiekur ein. Kraftsportler, Patienten mit arteriellen Gefäßkrankheiten oder Männer mit Potenzproblemen können die Wirkung des Stickstoffmonoxids mit der Einnahme von L-Arginin-Präparaten noch verbessern. Begleitend zum Hypoxietraining reicht eine tägliche Dosierung von 3 Gramm.

# Glossar

**Adenosintriphosphat (ATP):**
Energietreibstoff, der von den Mitochondrien aus den angelieferten Nährstoffen zusammen mit Sauerstoff gebildet wird

**Aerober Stoffwechsel:**
Energiegewinnung in den Mitochondrien mit Sauerstoffverbrauch

**Anaerober Stoffwechsel:**
Energiegewinnung außerhalb der Mitochondrien ohne Sauerstoffverbrauch

**Erythropoetin (EPO):**
Ein körpereigenes Hormon, das das Heranreifen der roten Blutkörperchen im Knochenmark stimuliert

**Herzratenvariabilität (HRV):**
Eine Fähigkeit des zentralen Nervensystems, im körperlichen Ruhezustand die zeitlichen Abstände zwischen den einzelnen Herzschlägen zu variieren

**Hyperoxie:**
Überversorgung des Körpers mit Sauerstoff

**Hypokapnie:**
Reduzierter Gehalt an Kohlendioxid im Blut

**Hypoxie:**
Unterversorgung des Körpers mit Sauerstoff

**Hypoxiefaktor (HIF):**
Die Abkürzung HIF steht für *Hypoxia-Inducible Factor*. Es ist ein Sauerstoffsensor, der aktiv wird, wenn die Zellen nicht genug Sauerstoff erhalten.

**Kohärenz bzw. kohärentes Atmen:**
Eine Atemtechnik, bei der über die Atemfrequenz Körperrhythmen, wie zum Beispiel der Herzschlag, in Einklang gebracht werden

**Normoxie:**
Luftgemisch mit einem Sauerstoffanteil von 20,95 Prozent

**Respiratorische Sinusarrhythmie (RSA):**
Atemabhängige Schwankung des Herzschlags

**Sauerstoffsättigung:**
Sauerstoffgehalt im Blut

**Stickstoff:**
Gas, das mit knapp 79 Prozent der größte Bestandteil der Atemluft ist

**Stickstoffmonoxid:**
Stickstoffverbindung mit Sauerstoff, die zum Beispiel von den Zellen in der Gefäßinnenwand gebildet wird

**$VO_2max$:**
Wert, der für die maximale Sauerstoffaufnahme steht, die der Körper während einer Belastung verwerten kann

# Infos & Tipps, die weiterhelfen

## Bücher

Dr. med. Egor Egorov: *Zelltraining – Mit Hypoxie entspannt mehr Energie gewinnen.* EGORO Verlag, Berlin

James Nestor: *Breath – Atem.* Piper Verlag, München

Ralph Skuban: *Atmen.* O.W. Barth Verlag, München

Dr. Silvia Smolka: *Die Buteyko Atmung,* Trias Verlag, Stuttgart

Wilfried Ehrmann: *Kohärentes Atmen.* Kamphausen Mediengruppe, Bielefeld

Wim Hof: *Die Wim-Hof-Methode.* Integral, München

Patrick McKeown: *Erfolgsfaktor Sauerstoff.* Riva, München

## Bücher von Gräfe und Unzer

Dr. med. Ursula Eder, Dr. med. Franz J. Sperlich*: Das Parasympathikus-Prinzip*

Dr. med. Egor Egorov: *6 Atemzüge und nie wieder gestresst*

Ellen Fischer: *Das Vagus-Training*

Prof. Dr. med. Kleine-Gunk: *15 Jahre länger leben*

Nina Ruge, Dr. Dr. med. Dominik Duscher: *Altern wird heilbar*

## Kontakt zum Autor

Dr. med. Egor Egorov
*www.doc-egorov.com*

**Live-Fragerunde mit dem Autor:**
Über Zoom kann jeder Interessierte,der mehr über die richtige Atemweise und über das Intervall-Hypoxie-Training wissen möchte, am kostenlosen Round Table von Dr. med. Egor Egorov Platz nehmen. Jeden zweiten Mittwoch nimmter sich ab 18:30 Uhr eine Stunde Zeit für einen gemeinsamen Austausch.
So geht's: Über den QR-Code oder unter doc-egorov.com/seminare können Sie sich direkt für den Round Table registrieren lassen. Sie erhalten dann automatisch 48 Stunden vor dem jeweiligen Beginn Ihren Zoom-Link per E-Mail für die Teilnahme. Die Teilnahme ist kostenlos, firmen- und geräteunabhängig.

## Websites

**Anti-Stress-Experten:**
*www.6atemzuege.de*
Hier finden Sie innovative Produkte und Programme zur Verbesserung Ihrer Entspannungsfähigkeit und zur Erhöhung Ihrer Stressresistenz. Alle Angebote wurden vom Autorenteam Nicole Franke-Gricksch und Dr. med. Egor Egorov von 6 Atemzüge und nie wieder gestresst getestet.

**Doc Egorov-Blog:**
*www.doc-egorov.com*
Neue Erkenntnisse, weiterführende Informationen und viele Tipps zum Thema Atmung und Hypoxie bietet Dr. med. Egor Egorov auf seinem Blog.

**HRV-Blog:**
*www.hrv-herzratenvariabilität.de*
Auf der Website finden Sie viele Informationen und praktische Tipps rund um das Thema Herzratenvariabilität.

## Ärzte finden

Einen guten Tipp, wie man Ärzte findet, die sich mit Störungen des Energiehaushalts auskennen, gibt es nicht. Ärzte, die ein Hypoxietraining anbieten, kennen sich in der Regel auch gut mit dem Zellstoffwechsel aus.

**Hypoxietraining**
Über 1000 Ärzte, Heilpraktiker, Personal Trainer und Physiotherapeuten bieten in Deutschland ein Hypoxietraining an.
Ein Anbieter für ein Hypoxietraining vor Ort lässt sich am einfachsten über die Hersteller von Hypoxiegeräten finden, zum Beispiel airPoint, celloxy, hypoxbreath, Mitovit. Geeignete Hypoxiegeräte für die private Nutzung sind AirPoint@ Home, Cellit und hypoxbreath start.

## Messung der Herzratenvariabilität

Ärzte, Heilpraktiker und verschiedene Therapeuten bieten Messungen der Herzratenvariabilität als Kurzzeitmessung oder auch über mehrere Stunden und Tage an. Sie werten die Daten teilweise selbst aus oder nutzen Auswertungspartner und führen im Anschluss ein persönliches Gespräch.

Es gibt Anbieter wie Autonom (*www.autonomhealth.com*)
Firstbeat (*www.firstbeat.com*)
oder mesana (*www.mesana.com*)
für Langzeitmessungen.

Apps wie zum Beispiel BioSign HRV (Ruhe- und RSA-Messung), HeartBreath, Elite HRV (englischsprachig) oder HRV-4Training (englischsprachig) funktionieren teilweise mit der Smartphone-Kamera und/oder mit einem Pulsgurt.

Smartwatches wie von Apple, Garmin, Polar oder Suunto sowie das Wearable Oura-Ring messen auch die Herzratenvariabilität.

## Kohärentes Atmen

Apps wie Paced Breathing (englischsprachig) oder Kardia Deep Breathing (englischsprachig) bieten Zehntelsekunden-Einstellungen bei der Atemzuglänge.

## Tummo-Atmung

Für Tummo gibt es verschiedene Anleitungen. Sanftere Varianten kombinieren die Atemtechnik mit Visualisierungen wie beispielsweise einer inneren Flamme oder eines Feuerballs. Immer gleich sind die 20–30 tiefen Atemzüge und das Luftanhalten nach der letzten Ausatmung. Am einfachsten ist es, wenn man für den Einstieg eine App nutzt oder bei YouTube einem Trainer folgt.
**Hinweis:** Die Tummo-Atmung sollte am besten nur im Liegen oder zurückgelehnt auf einem Stuhl ausgeübt werden. Schwangeren, Herzkranken und Patienten mit einer Atemwegserkrankung wie beispielsweise Asthma wird von dieser Atemtechnik abgeraten.

## Buteyko-Methode

*www.buteyko-deutschland.de*
Aufgrund der Studienlage zur Wirksamkeit bei Asthma findet die Methode auch in Deutschland zunehmend Akzeptanz und wurde mittlerweile in die ärztlichen Leitlinien zur Asthmabehandlung aufgenommen.

# Register

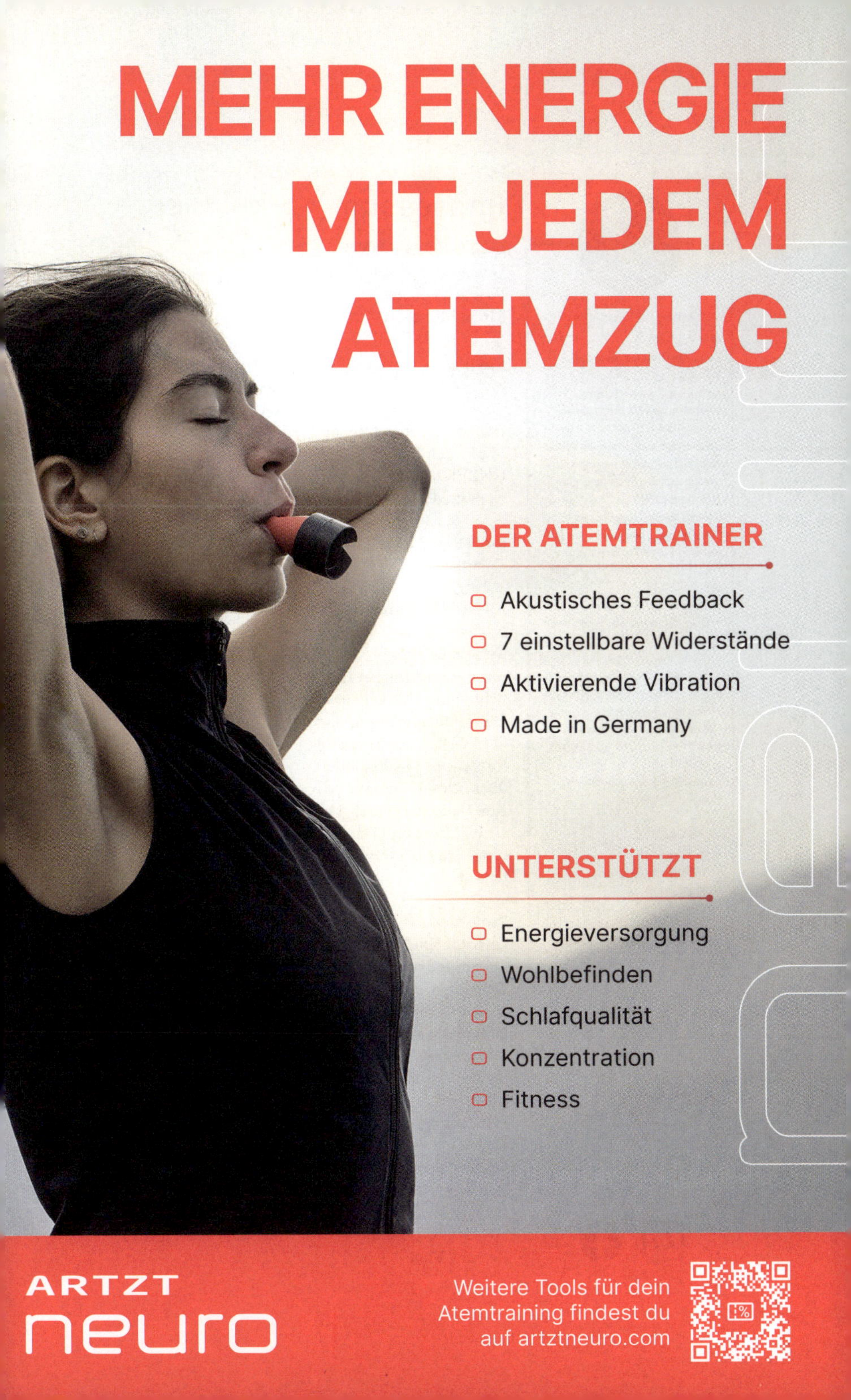
MEHR ENERGIE
MIT JEDEM
ATEMZUG
DER ATEMTRAINER
Akustisches Feedback
7 einstellbare Widerstände
Aktivierende Vibration
Made in Germany
UNTERSTÜTZT
Energieversorgung
Wohlbefinden
Schlafqualität
Konzentration
Fitness
ARTZT
neuro
Weitere Tools für dein
Atemtraining findest du
auf artztneuro.com

LIEBE LESERINNEN UND LESER,

wir wollen Ihnen mit diesem Buch Informationen und Anregungen geben, um Ihnen das Leben zu erleichtern oder Sie zu inspirieren, Neues auszuprobieren. Wir achten bei der Erstellung unserer Bücher auf Aktualität und stellen höchste Ansprüche an Inhalt und Gestaltung. Alle Anleitungen und Rezepte werden von unseren Autoren, jeweils Experten auf ihren Gebieten, gewissenhaft erstellt und von unseren Redakteur*innen mit größter Sorgfalt ausgewählt und geprüft.

Haben wir Ihre Erwartungen erfüllt? Sind Sie mit diesem Buch und seinen Inhalten zufrieden? Wir freuen uns auf Ihre Rückmeldung. Und wir freuen uns, wenn Sie diesen Titel weiterempfehlen, in Ihrem Freundeskreis oder bei Ihrem Online-Kauf.

Sollten wir Ihre Erwartungen so gar nicht erfüllt haben, tauschen wir Ihnen Ihr Buch jederzeit gegen ein gleichwertiges zum gleichen oder ähnlichen Thema um.

KONTAKT ZUM LESERSERVICE

GRÄFE UND UNZER VERLAG
Grillparzerstraße 12
81675 München
www.gu.de

# Impressum


Postfach 860366,
81630 München

GU ist eine eingetragene Marke der GRÄFE UND UNZER VERLAG GmbH, www.gu.de

ISBN 978-3-8338-8004-9
7. Auflage 2025



Projektleitung: Christof Klocker
Lektorat: Barbara Allgeier
Bildredaktion: Simone Hoffmann
Umschlaggestaltung und Layout: Sabine Krohberger, ki 36, München
Herstellung: Markus Plötz
Satz: Uhl + Massopust, Aalen
Reproduktion: Ludwig Media, Zell am See
Druck und Bindung: Livonia, Riga

## Bildnachweis

Cover: Stocksy
Illustrationen und Grafiken: Stefanie Böhm
Autorenfoto: Andreas Herz, Berlin, www.portraitmacher.de

Syndication: Image Professionals

## Wichtiger Hinweis

Die Gedanken, Methoden und Anregungen in diesem Buch stellen die Meinung bzw. Erfahrung des Verfassers dar. Sie wurden vom Autor nach bestem Wissen erstellt und mit größtmöglicher Sorgfalt geprüft. Sie bieten jedoch keinen Ersatz für persönlichen kompetenten medizinischen Rat. Jede Leserin, jeder Leser ist für das eigene Tun und Lassen auch weiterhin selbstverantwortlich. Weder Autoren noch Verlag können für eventuelle Nachteile oder Schäden, die aus den im Buch gegebenen praktischen Hinweisen resultieren, eine Haftung übernehmen.

## Umwelthinweis

Dieses Buch ist auf PEFC-zertifiziertem Papier gedruckt. PEFC garantiert, dass Holz- und Papierprodukte aus nachhaltig bewirtschafteten Wäldern stammen.

Die GU-Homepage finden Sie unter www.gu.de.